Helga Robeck-Krauß
Mein Körper – ein Tempel

Helga Robeck-Krauß

MEIN KÖRPER – EIN TEMPEL

*Einfache
Yoga-Übungen
für ein spirituelles
Leben*

Kösel

1. Auflage 2001
© 2001 by Kösel-Verlag GmbH & Co., München
Printed in Germany. Alle Rechte vorbehalten
Druck und Bindung: Kösel, Kempten
Zeichnungen: Eva Amode, München
Umschlaggestaltung: Elisabeth Petersen, München
Umschlagmotiv: The StockMarket, Düsseldorf; Foto: Jose Luis Pelaez
ISBN 3-466-36568-6

Gedruckt auf umweltfreundlich hergestelltem Werkdruckpapier
(säurefrei und chlorfrei gebleicht)

INHALT

EINLEITUNG

HEIL ERFAHREN

Seit Jahren schon geht die Fitness-Welle durch unser Land und hat sicherlich seither viel Gutes bewirkt, was Gesundheit und Leistungsfähigkeit betrifft. Aber fehlt da nicht noch etwas? Ihrem Körper geht's gut? Und wie geht's der Seele?

Dieses Buch spricht von ganzheitlichem Heil durch körperliche Erfahrungen. Es geht dabei nicht um Fitness und Kondition, nicht um messbare Größen. Vielmehr geht es darum, Seele und Körper in Einklang zu bringen, sodass sich die Seele im Körper zu Hause fühlt, sich ihm anvertraut und mit ihm Frieden schließt. Heil bedeutet also mehr als körperliche Gesundheit, es meint das Wohlergehen der ganzen Person. Die Integration von Körper, Geist und Seele.

Sie finden also weder Anleitungen zu Gymnastik-Übungen noch zu einem verfeinerten Mentaltraining, sondern Anregungen, sich selbst in bestimmten Haltungen zu erleben oder auch eigenen Gefühlen durch den Körper Ausdruck zu verleihen. Auf beide Weisen nähert man sich dem eigenen Selbst, gibt ihm gleichsam Gestalt, drückt sich – seiner selbst bewusster – aus. So handelt es sich bei allen Übungen im besten Sinn um Selbsterfahrung.

Nun können es manche Menschen zunächst schon als bedrohlich empfinden, sich überhaupt auf eine Körperübung einzulassen, geschweige denn, dass sie darin ihr Heil suchen würden. Auch für sie ist dieses Buch gedacht und gemacht! Darum sei allen Übungen vorangestellt, dass sie mit Wohlwollen erarbeitet werden müssen. Es ist sogar so zu verstehen, dass das Heil schon im wohlwollenden Umgang mit sich selbst zu finden ist.

Auf dem Weg zu Ihrem persönlichen Heil möchte dieses Buch Ihnen Hinweise geben, die es ermöglichen, die eigenen Grenzen zu erforschen und dabei wahrzunehmen, wie man normalerweise im Alltag mit sich umgeht. Leider ist es gar nicht alltäglich, wohlwollend mit sich und miteinander umzugehen. Oft tut man sich Gewalt an und es scheint vielleicht sogar auf den ersten Blick gar nicht möglich, daran etwas zu ändern. Dazu gehört zum Beispiel, dass wir zu viel zu schnell tun, mit zu viel Kraft an einfache Dinge herangehen oder uns überhaupt zu viel zumuten.

Wer sich ständig überfordert, gerät in eine Anspannung, die sich nur schwer wieder lösen lässt. Genauso schlecht geht es allerdings demjenigen, der nie etwas von sich verlangt, sich nichts zutraut und sich darum vielleicht sogar mehr und mehr zurückzieht und isoliert. Wo dem einen die Erfahrung »ich kann loslassen« geradezu erlösend vorkommt, findet der andere Heil in der Erfahrung »ich habe Kraft«.

Viele Übungen dieses Buches bewegen sich daher zwischen den Polen Anspannen und Loslassen. Dabei befindet sich der Übende immer auf dem Weg vom einen Pol zum anderen. Vom Nullpunkt aus lässt er in einer Übung die Anspannung langsam so weit ansteigen, bis er für sich das Gefühl hat, bei hundert Prozent seiner ihm zurzeit zur Verfügung stehenden Kraft angekommen zu sein, um sich dann, ebenso einfühlsam, von dieser Haltung zu verabschieden. Dabei lässt er sich nicht plötzlich fallen, sondern lässt bewusst die Spannung ausklingen, bis der Atem in der Ausgangsstellung wieder völlig zur Ruhe gekommen ist.

Auf diese Weise kann jeder seine eigenen Grenzen ausloten und seine Erfahrungen schon bald in den Alltag integrieren. Ein Hilfsmittel, auf dass er dabei zu achten lernt, ist der Atem. Stockt der Atem, ist die Anspannung zu groß und es gilt, immer wieder nachzugeben, loszulassen, Gewalt abzulösen durch Wohlwollen. In diesem Moment der Selbstwahrnehmung und -korrektur macht man sich auf den Weg, heil zu werden.

Die meisten Übungen dieses Buches entstammen dem Yoga, der zahlreiche Haltungen zu bieten hat, in denen der Wechsel zwischen Anspannen und Loslassen, Kräftigen und Dehnen deutlich wird. Der Yoga bezeichnet den Körper als »Tempel Gottes« und drückt damit aus, dass es ihm nicht nur um körperliche Gesundheit, sondern um ganzheitliches Heil, um Spiritualität geht.

Der spirituelle Weg ist immer ein Weg zur Freiheit, er befreit uns von einengenden Konventionen, führt uns zum Wesentlichen, vor allem zu unserem eigenen Wesen. Ein Weg, der ins Unendliche führt, der nie zu Ende geht, aber auch nie langweilig wird. Sich auf diesen Weg zu begeben, dazu lädt dieses Buch Sie ein.

YOGA UND LEIBERFAHRUNG

Den Leib erfahren – das heißt einerseits zu lernen, wie man liebevoll und geduldig mit seinem Körper umgeht, andererseits zu beobachten, wie sehr die Seele den Körper prägt.

Der enge Zusammenhang von Körper und Seele wird augenfällig, wenn wir an Tiere denken: Ein Hund drückt Freude und Wut spontan und mit seinem ganzen Wesen aus – oft umwerfend für die Beteiligten! Wie bescheiden ist dagegen unser menschlicher Ausdruck geworden, gehemmt und blass allzuoft. Mit Hilfe von kleinen und allmählich größeren körperlichen Übungen können wir uns langsam wieder unserem wahren Wesen nähern. Wir leben dann nicht mehr verkopft, wie getrennt von unserem Körper, sondern kehren um, finden zurück zu unseren Wurzeln.

Dieses Buch möchte Sie auf diesem Weg begleiten, Ihnen Anregungen bieten, die Sie vielleicht abwandeln, um Ihren eigenen Weg zu gehen. Wie auch immer sich dann Ihr Weg gestalten mag, Sie dürfen sicher sein, dass Ihnen jemand entgegenkommt, der es Ihnen in vorauseilender Gnade überhaupt erst ermöglicht hat, sich auf die Suche nach dem Heil zu machen, der Ihren Wurzeln Halt gibt.

Wie schon erwähnt, findet man im Yoga eine reiche Auswahl an Haltungen, die solche Erfahrungen möglichen machen. Leider begegnet man immer noch verschiedenen Vorurteilen, wenn es um das Verständnis von Yoga geht: Etwa, dass man im Yoga mit verschränkten Beinen sitze und ans Nirwana denke, dass man nur entspannt auf dem Rücken läge und beruhigender Musik lausche oder dass es um akrobatische Übungen ginge. Das alles kann Ihnen begegnen, führt aber nicht zum Wesenskern des Yoga. Im Yoga geht es um die Erfahrung der Einheit mit seinem ganzen inneren Sein. Yoga ist dabei sowohl Methode wie auch angestrebter Zustand.

Die Körperhaltungen des Yoga werden Asanas genannt. Asanas sind Stellungen, die bequem, ausgeglichen und standfest sind. Man fühlt sich darin ruhig, friedlich und angenehm, körperlich und seelisch. Der Geist ist konzentriert, die Sinne sind wach, die Gefühle lebendig und bewusst. Alle Kräfte wirken harmonisch zusammen. In diesem Sinn sind die im Folgenden beschriebenen Übungen als Asanas zu verstehen. Sie werden immer mit Behutsamkeit, Wohlwollen und Geduld vollzogen.

Durch zartes Dehnen der Muskeln, durch Massieren der inneren Organe und durch Anregung der Nerven im ganzen Körper kann die Gesundheit bewahrt und verbessert werden. Durch die Intensivierung des Stoffwechsels werden Giftstoffe schneller ausgeschieden. Das sympathische und das parasympathische Nervensystem werden harmonisiert, d.h. die Organe werden zu ausgeglichener Tätigkeit angeregt. Darüber hinaus aber dienen Asanas der Entwicklung der Persönlichkeit eines Menschen – im Gegensatz zur Gymnastik, die primär einen Effekt auf Muskeln und Gelenke beabsichtigt.

Asanas fördern die Konzentration und bereiten auf die Meditation vor. Dies gelingt vor allem durch die beruhigende Auswirkung auf das gesamte Nervensystem und durch die Harmonisierung von Atem und Bewegung. Beides verlangt Einfühlungsvermögen und Aufmerksamkeit, ist also eine Sache der Konzentration. Ist die Konzentration groß genug, d.h. spürt man sich selber ganz und gar ohne an andere Dinge zu denken, so hat man schon einen meditativen Zustand erreicht, der gekennzeichnet ist von der Ruhe des Geistes.

Den Lesern dieses Buches wünsche ich genug Zeit, bei den Übungen in sich selbst hineinzuhorchen, um die Sprache ihres Körpers besser zu verstehen und den dabei wahrgenommenen Signalen die richtige Bedeutung zu geben. Der Körper hat seine eigene Sprache, wer sie wahrnimmt und versteht, hat schon den ersten Schlüssel zum Heil in der Hand.

Aber wir bleiben nicht in unserem Körper verschlossen, indem wir uns nur nach innen öffnen, wir empfangen auch Signale unserer Mitmenschen, teilen deren Glück und Unglück. Hier finden wir den zweiten Schlüssel zum Heil, der die Tür zum Mitgefühl nach außen öffnet – mit Menschen, aber auch mit Tieren und Pflanzen. Auch auf deren Sprache lauschen wir und versuchen, auf die Signale der Natur einfühlsam zu reagieren. Mitgefühl erweitert die eigenen Grenzen nach außen, so wie die Selbstwahrnehmung die inneren Schranken öffnet.

Ganzheitliches Heil beinhaltet diese beiden Pole, sich nach innen wie nach außen zu wenden – bei sich bleiben, sich abgrenzen können, aber auch beim anderen sein, ihn verstehen und lieben können. Darüber hinaus aber sucht der Mensch noch mehr, wünscht sich ein Vertrauen darauf, dass schon alles gut werden wird. Ein großes Ziel der in diesem Buch aufgeführten Übungen ist es, sich diesem Vertrauen wieder nähern zu können, zu erleben, dass wir getragen und gehalten sind.

In diesem Sinn sei hier auch von Spiritualität die Rede. Sie bringt uns wieder mit unseren inneren Kraftquellen in Verbindung, aus denen wir uns speisen, die uns die Energie zum Durchhalten auch in schwierigen Lebensphasen schenken. Gerade in Phasen der Angst und der Verwundung ist es heilsam, auf innere Sicherheiten, die eigene Wahrheit, absolut vertrauen zu können.

WAS BEDEUTET
»SPIRITUALITÄT?«

Das Wort Spiritualität ist in den letzten Jahren mitunter in ein falsches Licht gerückt worden, als habe es mit einer versponnenen, unrealistischen Religiosität zu tun. Genau das ist jedoch vom ursprünglichen Wortsinn her nicht der Fall. Im Folgenden soll darum der ursprünglichen Bedeutung des Wortes genauer nachgespürt werden. Spiritualität leitet sich vom lateinischen »spiritus« ab, dessen drei verschiedene Bedeutungen zum besseren Verständnis hier erläutert seien:

■ Spiritus wird als *Lufthauch* oder *Wind* bzw. *Atem* oder das *Atmen* übersetzt. Wir wissen alle, dass ein ruhiger, tiefer Atem unserem körperlichen wie unserem seelischen Heil dient. Ein harmonischer Atem beruhigt Nerven und Gedanken – und er wird als Geschenk, ja als Gnade erlebt, denn man kann sich den Atem nicht selbst geben und ihn auch nicht behalten, er geschieht uns seit unserem ersten Atemzug, und wenn wir es zulassen, mühelos und wie von selbst.

Spiritualität umfasst demnach zwei Pole: Aktivität und Passivität. Als Hauch nähert sich die Luft den Nasenöffnungen und verwandelt sich im Kontakt zum Lebewesen erst zum Atem. Auf diese Weise kommt ein Prozess der Verwandlung in Gang, wie er allem Leben eigen ist, das sich immer zwischen diesen beiden Polen bewegt.

Im Yoga werden die so genannten Pranayama-Übungen, die sich konzentriert mit dem Atem befassen, als besonders effektive Vorbereitung auf die Erleuchtung angesehen.

Spiritualität hat also viel mit dem Atemgeschehen zu tun, und hierbei mit dem paradoxen Vorgang des passiven Zulassens des Einatems und dem aktiven Loslassen des Ausatems. Die stille Beobachtung des Atems dient der vertieften Selbstwahrnehmung, die den Menschen in ein heilsames Verhältnis zu sich selbst bringt.

▨ Eine weitere Bedeutung des Wortes »spiritus« ist *Seele* bzw. *Geist*. Damit ist die von Gott stammende Lebenskraft gemeint, die die Welt nicht nur erschaffen hat, sondern sie auch weiterhin – in jedem einzelnen Moment – in ihrer Existenz erhält. Ohne diese allem innewohnende Kraft würde es nichts geben. Dieser Geist entwickelt und begleitet die Geschichte der Menschheit ebenso wie die individuelle Entwicklung eines Menschen, die ihn zu einer unverwechselbaren Person macht.

So ist mit Spiritualität auch der Prozess gemeint, der einen Menschen immer mehr zu sich selbst bringt, ein Prozess, in dem sich die Qualitäten einer Person entfalten und der letztlich die Vollendung zum Ziel hat. Wieder verbinden sich Aktivität und Passivität zu einer heilsamen Spannung. Die passive Komponente beinhaltet, dass ich mich als Frau oder Mann in einem bestimmten Körper und in einem bestimmten Umfeld vorfinde, für deren Gestaltung ich selber jedoch aktiv die Verantwortung übernehme.

▨ Als dritte Übersetzung finden wir *Gesinnung, Begeisterung, Wagemut und Selbstbewusstsein, Stolz und Trotz.* Der spirituelle Weg entwickelt und erfordert gleichermaßen diese Eigenschaften. Dem Ursprung des Wortes Spiritualität liegt also alles Weltfremde, Lebensüberdrüssige fern, der Begriff sprüht geradezu vor Lust an der Welt und am Leben, er glaubt an die eigene Kraft und deren Möglichkeiten.

Einen Menschen, der diese Eigenschaften ausstrahlt, würden wir sicherlich als heil bezeichnen – und dabei spielt dessen Äußeres, ob er krank oder gesund, alt oder jung, dick oder dünn ist, keine Rolle. Er misst sich nicht an äußeren Maßstäben, die kurzlebig und einschränkend sind, er genügt seiner, von ihm erkannten Wahrheit. Den Ort der Wahrheit entdeckt jeder auf seine Weise in sich, in seinem innersten Kern, da, wo er ganz zu sich selbst kommt, wo sich scheinbare Gegensätze aufheben.

Bezeichnen wir den Körper, so wie es der Yoga tut, als Tempel Gottes, so ist der Raum des Tempels mit ehrfürchtigem Schweigen erfüllt. In diesem Schweigen gibt es gemäß der Lehre des Yoga nur einen heiligen Laut: das Ohm, Aum oder Amen, das der Urgrund allen Lebens ist, aus dem alles geworden ist und zu dem alles zurückkehrt.

ZU AUFBAU UND GESTALTUNG
DES BUCHES

Der Aufbau des Buches gleicht dem Ablauf einer Yoga-Stunde. Man beginnt mit kleinen, vorbereitenden Übungen, die den Körper lockern und aufwärmen. Bewegungen im Atemrhythmus harmonisieren und vertiefen die Atmung, sodass sich der unruhige Geist schon etwas besser konzentriert und das Körpergefühl geweckt wird. Es folgen intensivere Dehnungen und kräftigende Stellungen, die es schließlich erlauben, sich in einige Asanas zu begeben. Den Abschluss der Yoga-Stunde bildet der ruhige Teil mit Meditation und Entspannung.

Im Mittelpunkt jeglichen Yoga-Unterrichts steht immer das Heil des ganzen Menschen, so wie es auch in diesem Buch zum Ausdruck kommt. Die positiven psychosomatischen Wirkungen der Übungen tragen dazu bei, dass man sich auch seelisch auf den Weg macht, sein Leben bewusster zu gestalten. Vielleicht kommt man überhaupt zu einer neuen Lebenseinstellung, findet zu anderen Werten, die dem Leben mehr Sinn und Fülle verleihen. Auf diesem Weg möchte dieses Buch Sie ein Stück weit mit Anregungen und Ideen begleiten und ermutigen, gleichgültig, ob Sie eine Übung für sich allein suchen oder als Gruppenleiter einen Impuls für Ihren Kreis brauchen.

Der Inhalt des Buches ist in drei Teile gegliedert, die unabhängig voneinander gebraucht werden können. Jede einzelne Übung steht für sich, kann allein geübt oder mit anderen kombiniert werden. Den Anfang machen sehr leichte Übungen, die man in den Tagesablauf einbetten kann, ohne viel Zeit zu »verlieren«. Im zweiten Teil folgen Ganzkörperübungen, die Gefühle bewusster machen, zur

Mitte führen oder unterschiedliche Seiten unseres Körpers, unseres Selbst, erfahrbar machen. Im dritten Teil des Buches geht es um Meditation und Entspannung – es wird still. Die hier vorgestellten Formen eignen sich besonders gut als Einstieg und als Grundlage jeder weiteren Übungsweise.

Am Ende jedes Abschnitts steht sozusagen zur Erholung eine kleine Besinnung, die man vorlesen könnte. Die Impulsgebete, die schließlich die Kapitel abrunden, stellen einfache Körperhaltungen vor, begleitet von einem Text, der den gefühlsmäßigen Inhalt der Übung in einem Gebet ausdrückt.

Drei Symbole erleichtern Ihnen die Orientierung:

Ein Kahn deutet an, dass wir uns zum Üben einschiffen, d.h. hier stehen vorbereitende Hinweise und grundsätzliche Anregungen.

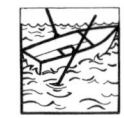

Eine Seerose zeigt, dass hier etwas erblühen soll, d.h. ein bestimmtes Ziel wird erklärt und soll mit der darauf folgenden Übung erreicht werden.

Ein Labyrinth mit Umkehrcharakter verdeutlicht, dass der Weg zur Übung konkret beschrieben wird, dass man sich damit in die Übung hinein- und wieder hinausbegibt.

ERSTER TEIL: KLEINE ÜBUNGEN

BEMERKUNGEN ZUM ÜBEN

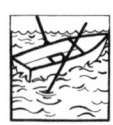

Im ersten Teil des Buches geht es um kleine Übungen, d.h. um Übungen, die keine oder nur sehr wenig Vorbereitung erfordern und die darum jederzeit einsetzbar sind. Sie helfen dabei, den Tag zu strukturieren und sich während des Tages selbst auffangen zu können, wenn man sich blockiert fühlt oder aus Grübeleien nicht herausfindet. Jeder kann solche Übungen selbst entwickeln, wenn er einfach aufgreift, was er im Hier und Jetzt spürt. Vielleicht ist das die schwierigste Übung: sich seiner selbst im Laufe des Tages immer wieder bewusst zu werden. Wie geht das? Ein Schmerz macht uns beispielsweise schlagartig bewusst, dass wir einen kleinen Zeh besitzen, den wir in der Regel sonst so gut wie nie wahrnehmen. Trotzdem sollten wir uns zum Zweck der Bewusstwerdung nicht dauernd gegenseitig auf die Füße treten! Es reicht, ab und zu den Atem zu spüren: Bewusst einatmen – bewusst ausatmen bringt Geist und Körper zusammen, so als würde sich der Geist mit dem Atem im Körper ausbreiten und ihn mit Bewusstsein erfüllen. Yoga möchte Intelligenz bis in die letzte Körperzelle bringen!

Die nächsten Kapitel sollten als Anregung dienen, wie man mit bestimmten Situationen umgehen kann. Sie finden kleine Gebete, Anmerkungen zur Entwicklung eines durchlässigen Körpergefühls, beruhigende Gesten und das Einüben des Lächelns, das die wohlwollende innere Achtsamkeit prägt.

1. KLEINE GEBETE

Hinführung

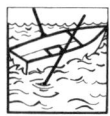

Im Laufe des Tages gibt es immer wieder Gelegenheit innezuhalten, einen kleinen Zwischenstopp zu machen, um vom Äußeren zum Inneren zurückzukommen. Die Klassiker des kurzen Luftholens sind Morgen- und Abendgebet, das Tischgebet und aus manchen Situationen heraus das spontane Stoßgebet. Den Tag durch kleine Gebetspausen zu strukturieren, ist ein uralter Brauch, auf den wir in unserer schnelllebigen Zeit wenigstens hin und wieder zurückgreifen sollten, um uns gleichsam kleine Zeitinseln zu schaffen, auf denen wir ausruhen und den Überblick zurückgewinnen.

Hat man eine bedrückende Zeit zu überstehen, ist ein kurzes Anhalten und eine befreiende Übung sinnvoll. Dabei nimmt man seine Ressourcen wahr und setzt dem äußeren Druck zumindest symbolisch etwas entgegen. Vielleicht entsteht mehr daraus, verwandelt sich Schmerz in Freude. – In der Freude anzuhalten und Dankbarkeit zu spüren, ist eine weitere Facette unserer Spiritualität und trägt unser Herz Gott entgegen.

Während wir beten, falten wir herkömmlicherweise die Hände – eine Geste, die einst die Handhaltung gefesselter Gefangener zum Vorbild hatte. Unsere Hände sind frei und könnten zum Werkzeug des Friedens werden. In einigen der nachfolgenden Übungen können wir die Bedeutung unserer Hände für uns erfahren.

Im Folgenden werden drei Möglichkeiten zu klassischen Gebetszeiten zur Ruhe zu finden vorgestellt. Daran schließen sich drei zeitlich ungebundene Gebete an.

Morgengebet

Der Wecker klingelt – raus aus dem Bett, schnell aufstehen ohne sich lange zu besinnen und ins Bad. Jeder Griff sitzt im Halbschlaf. Keine Zeit innezuhalten, den Tag, wenn auch nur flüchtig, zu begrüßen. – Und trotzdem sollte da doch etwas sein, was einen trägt, einen guten Start ermöglicht? Nehmen wir's, wie es kommt, und machen das Beste daraus. – Im Bad hält sich wohl jeder kurz auf und wechselt vom Traum- zum Wachbewusstsein. Und natürlich hilft uns dabei nichts so sehr wie das Wasser.

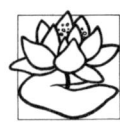

Im Yoga ist Sauberkeit von größter Bedeutung, die Reinigung des Körpers soll die Reinigung von Herz und Geist fördern. Im so genannten Kriya-Yoga gibt es dazu eine Vielzahl von besonderen Übungen, äußerliche Waschungen zählen ebenso dazu wie die Reinigung des Verdauungssystems und die geistige Klärung mittels eines Mantras. Wir brauchen uns nicht mit ausgefeilten Techniken aufzuhalten, aber die Begegnung mit dem Wasser könnte uns bewusst machen, dass wir achtsam mit uns umgehen sollten. Keine Hektik, wenn möglich, Pausen, wenn nötig, genug trinken, gesund essen, jemand freundlich grüßen ... Vielleicht ist ein kleiner Vorsatz, den wir fassen und nicht vergessen wollen, ein gutes Hilfsmittel, um achtsam zu bleiben.

■ Das Wasser kann uns eine Hilfe sein. Morgens beim Waschen genießen wir seine klärende Wirkung, jede weitere Begegnung im Laufe des Tages mit dem Element erfrischt und belebt, egal, ob wir ein Glas Wasser trinken oder uns die Hände waschen. Beides kann wie ein Miniritual vollzogen werden, bevor man eine neue Arbeit in Angriff nimmt.

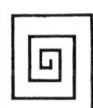

■ Die morgendliche Klarheit, die Bewusstwerdung des eigenen Ich, vor allem durch die Berührung mit dem Wasser, soll als Gebet gelten: Rein trete ich vor Gott und mit Gott in den Tag. Beim Duschen können wir die Reflexion des Lichts in den Wassertröpfchen wahrnehmen. Verbunden mit der Konzentration auf den dabei erwachenden Körper beginnen wir den Tag mit liebevoller Achtsamkeit uns selbst gegenüber.

In einem katholischen Haus kann ein Weihwasserkesselchen die metaphysische Bedeutung des Wassers unterstreichen. Manche Eltern haben den Ritus, ihrem Kind mit Weihwasser ein segnendes Keuz auf die Stirn zu zeichnen, beibehalten. Sich selber konzentriert zu bekreuzigen, kann Achtsamkeit in den Tag bringen.

Rolf Krenzer hat seine Beziehung zum Wasser so ausgedrückt:

> *»Ich möcht wie ein Stein im Wasser sein.*
> *Das klare Wasser wäscht mich rein.*
> *Gott ist die Quelle. Ich bin der Stein.*
> *Und ist der Stein auch noch so klein.*
> *Ich möcht wie ein Stein im Wasser sein,*
> *wie ein Stein im Wasser sein.«*

Abendgebet

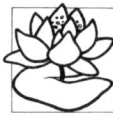

Auch der Abend hat meist seinen langjährigen Ritus, der nötig ist, um gut einzuschlafen. Es mangelt nicht an Ratgebern für einen guten Schlaf, doch ihnen mangelt oft der Hinweis auf das schlichte Gebet. Das abendliche Gebet ist ein Gebet des Vertrauens und Empfehlens und in dieser Form ist es beruhigend und entspannend.

Sicherlich ist es förderlich, ein paar lockernde und dehnende Bewegungen zu machen, bevor man sich zum Schlafen legt. Vor allem empfehlen sich Übungen, in denen sich der Körper gleichsam schließt, also Vorbeugen im Stehen oder Sitzen, stets mit gebeugten Knien, damit der Rücken entlastet ist. Verbleibt man eine Weile in einer solchen Haltung, beruhigen sich Atem, Nerven und Gedanken. Schließlich geht man zu Bett, liegt still und wartet auf den Schlaf. In dieser kurzen Zeit des Übergangs ist es beruhigend und heilsam zu beten. Kurz vor dem Schlaf geht es um Vertrauen und Loslassen: sich dem Schlaf anzuvertrauen und zu überlassen.

■ Es gibt eine wunderbares, tief vertrauensvolles Gebet, das sogar Atheisten sprechen können. Es verbindet eine formelhafte Wiederholung mit der Konzentration auf den zugleich wechselnden Inhalt, den der Betende selbst bestimmt, sodass kreisende Gedanken fern gehalten werden können. Das Gebet lautet schlicht: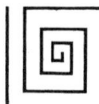
>>*Möge ... glücklich werden.*<<
Es ist ein tröstlicher Gedanke, dass wir unseren Mitmenschen, allen Lebewesen, der ganzen Welt wünschen, glücklich zu werden – auch den Kranken, vielleicht sogar den Verstorbenen. Das monotone Wiederholen der Formel verbunden mit dem positiven Gefühl, etwas Gutes zu tun, versöhnt mit unserer Umwelt und heilt von übergroßer Sorge.

■ Vielleicht haben wir aber einen Tag hinter uns, an dem wir selbst zu kurz gekommen sind, und es wäre nun an der Zeit, dass wir wenigstens jetzt einmal an uns denken. Auch dann ist die oben genannte Formel genau richtig, wenn auch zunächst vielleicht ungewohnt. Wir können z.B. für unsere einzelnen Körperteile beten:
>>*Möge meine Stirn glücklich werden,*
mögen meine Augen glücklich werden ...<<

Sicher sind Ihnen allein durch das Lesen der beiden Vorschläge Gedanken gekommen, was das denn bedeuten könnte. Lassen Sie diesen kleinen Ideen zwischen den Zeilen Platz, erspüren Sie dabei, was Ihnen denn wirklich einmal gut täte und setzen Sie es am nächsten Tag in die Tat um.

Außerdem entspannen sich die angesprochenen Körperstellen allein schon durch die Zuwendung, die sie auf diese Weise erhalten:

»Mögen meine Schultern glücklich sein ...,
möge mein Herz glücklich sein, usw.«

Den ganzen Leib durchströmt ein wohlwollendes Gefühl – der Schlaf stellt sich unbemerkt ein. Die Verantwortung für die gute Nacht liegt in Gottes Hand, der Betende hört auf, sich zu sorgen.

Dietrich Bonhoeffer hat dieses Vertrauen in seinem bekannten Gedicht, das er während seiner Gefängnishaft schrieb, formuliert:

»Von guten Mächten wunderbar geborgen,
erwarten wir getrost, was kommen mag.
Gott ist mit uns am Abend und am Morgen
und ganz gewiss an jedem neuen Tag.«

Tischgebet

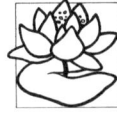

Vor dem Essen zur Ruhe zu kommen, macht die Mahlzeit bekömmlicher. Nicht in Hektik (zu viel) essen, sondern mit Muße genießen – auch wenn die Zeit knapp ist. Sogar gerade dann! Es wird unserer Gesundheit zugute kommen. Machen wir also eine kleine Pause, vielleicht nur für eine Minute:

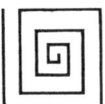

▪ Wir setzen uns ruhig hin und legen die geöffneten Hände mit den Handrücken auf die Oberschenkel. Wir nehmen unsere Gefühle wahr, versuchen Ärger loszulassen, den Atem ruhiger werden zu lassen, das Gesicht zu entspannen. Dann spüren wir zurück zu unseren Händen: Offene Hände können empfangen und weitergeben – jetzt haben wir Zeit aufzunehmen, uns zu stärken. Später werden wir wieder für andere offen sein und von unserer Kraft abgeben. Essen schenkt uns neue Energie und mit neuer Energie setzen wir später unseren Tag fort.

▨ Essen kann eine gute Gelegenheit zur Meditation sein, wenn wir allein oder doch schweigend essen. Die Nahrungsmittel auf unserem Teller, das Führen der Gabel zum Mund, die Bewegung des Mundes, der sich entfaltende Geschmack und letztlich das Schlucken sind unsere Konzentrationsobjekte. Wer so bewusst isst, wird nicht dazu neigen, zu viel in sich hineinzuschaufeln, er merkt sehr genau, wann er satt ist. Die dabei gewonnene innere Ruhe erfrischt unseren Geist, und aus dieser Ruhe handeln wir. So wird Empfangen und Geben zum Segen.

Die drei folgenden Gebete sind Stoßgebeten nachempfunden, d.h. spontan geäußerten Gebetsrufen, die aus Not oder Freude entstehen. Diese Vorschläge brauchen als Werkzeug nichts weiter als die eigenen Hände.

Klatschen

Natürlich können Hände Freude bereiten und Freude ausdrücken.
Vor Freude klatscht man schon mal in die Hände – und das macht in einer Gruppe am meisten Spaß. Es heißt, wer singt, betet doppelt. Wie aber erst derjenige, der dazu klatscht! Einige Kirchenlieder eignen sich dazu besonders, z.B. das Halleluja von Taizé. Die eingängige Melodie wird immer wieder gesungen, kann laut und wieder leise, begeistert oder nachdenklich gesungen werden.

Im Yoga bezeichnet man solche sich immer wiederholenden Gesänge als *Kirtan*. Es können einzelne Worte oder einfache Mehrzeiler sein, der Vorgang ist derselbe: die Sänger loten gemeinsam verschiedene Aspekte des Liedes aus – meditativ nachspürend und leise bis zum lauten, lobenden Singen, bei dem neben dem Klatschen Zimbeln, Triangeln oder Glöckchen ertönen.

Außerdem bietet es sich an, zu der Melodie ein paar einfache Tanzschritte zu entwickeln – besser noch, sie von allein geschehen zu lassen. Beim Kirtan-Singen ergibt sich das oft von selbst und ist sogar erwünscht, da können Christen sicher noch etwas lebhafter werden. Ein simpler, wiegender Schritt im Rhythmus des Liedes, vielleicht erhobene, ausgestreckte Arme stellen dar, dass der betend Singende sich für Gott öffnet. Die unkomplizierten Melodien machen es jedem möglich, seiner Sehnsucht nach Heil, seiner hingebungsvollen Liebe Ausdruck zu verleihen.

 Hier als Beispiel ein schwungvoll gesungener indischer Kirtan:

Om ganga mai

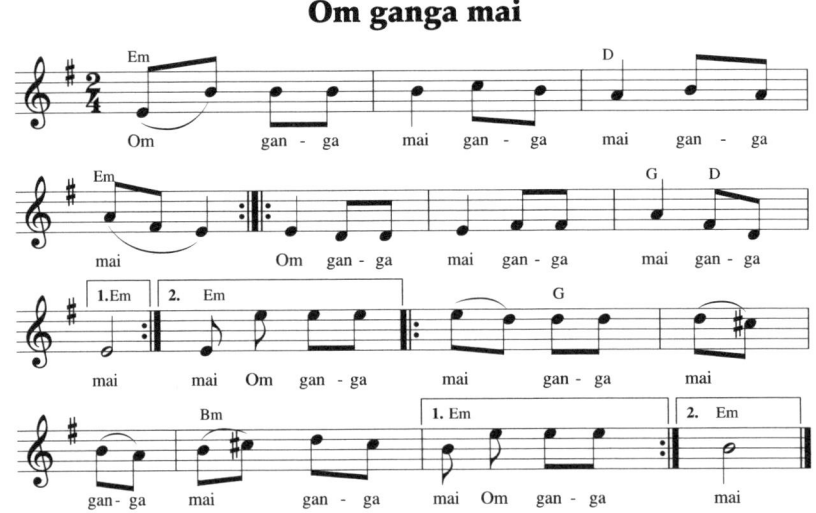

(zu Deutsch: Verehrung dem Fluss Ganges, Symbol des Lebens)

Oder ein Kanon aus Israel:

Hewenu schalom

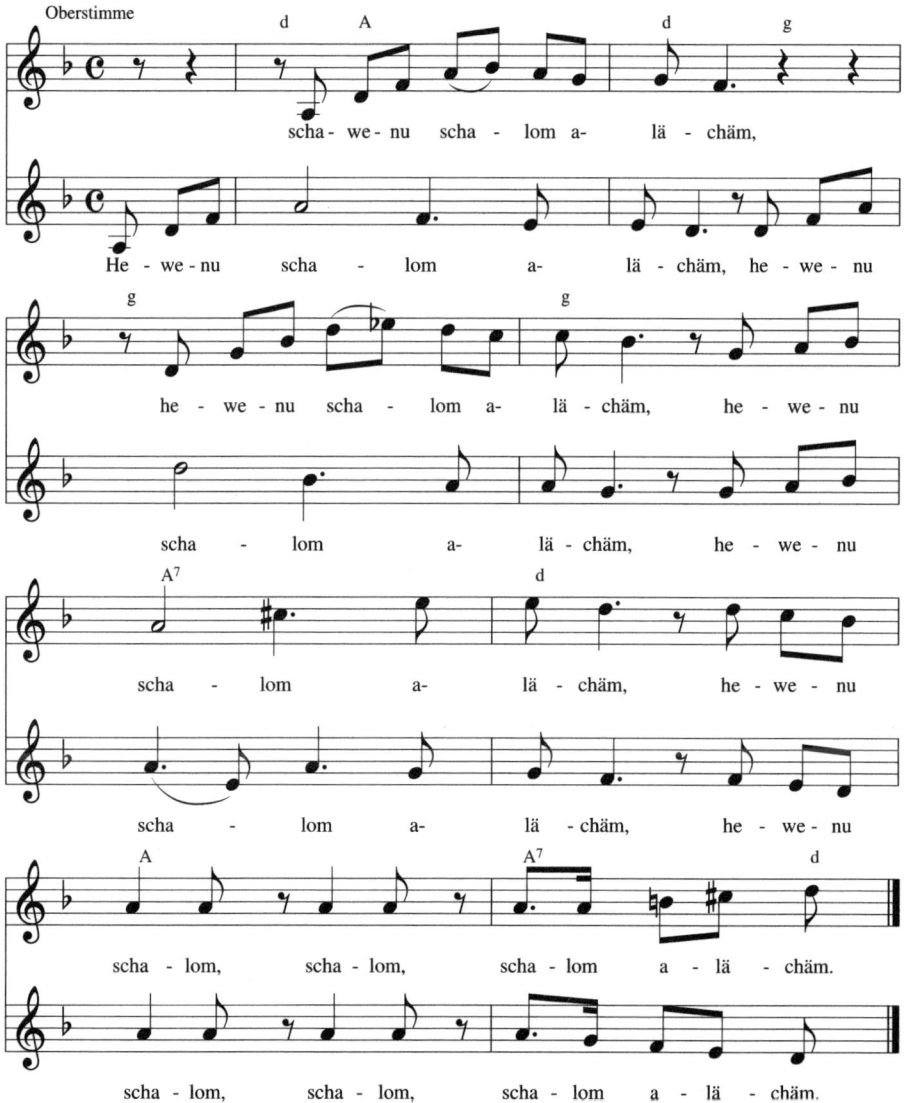

Oberstimme

scha - we - nu scha - lom a- lä - chäm,

He - we - nu scha - lom a - lä - chäm, he - we - nu

he - we - nu scha - lom a- lä - chäm, he - we - nu

scha - lom a - lä - chäm, he - we - nu

scha - lom a - lä - chäm, he - we - nu

scha - lom a- lä - chäm, he - we - nu

scha - lom, scha - lom, scha - lom a - lä - chäm.

scha - lom, scha - lom, scha - lom a - lä - chäm.

(zu Deutsch:
Wir bringen
Frieden für
alle)

Hadern

Leider ist das Hadern mit Gott im Lauf der christlichen Geschichte fast völlig in Vergessenheit geraten. Warum sollte Gottes großer Geist nicht auch unseren Schmerz, unsere verzweifelte Wut und unseren Hass verstehen und verwandeln können? Zum Glück finden sich im Alten Testament noch Reste dieser mutigen Tugend.

So spricht Ijob vorwurfsvoll: »So wahr Gott lebt, der mir mein Recht entzog, der Allmächtige, der meine Seele quälte ...« (Ijob 27,2) und an anderer Stelle: »Ich schreie zu dir und du erwiderst mir nicht; ich stehe da, doch du achtest nicht auf mich. Du wandelst dich zum grausamen Feind gegen mich, mit deiner starken Hand befehdest du mich. ... Mein Inneres kocht und kommt nicht zur Ruhe, mich haben die Tage des Elends erreicht« (Ijob 30,20/21 u. 27).

Vorwurfsvoll und zornig redet Ijob mit Gott, fühlt sich ungerecht behandelt und versteht nicht, warum ihm solches widerfährt. Wenn wir ehrlich sind, geht es uns oft genauso und wir würden Gott gerne so manches an den Kopf werfen: Nein! So nicht! Das kann das Schicksal nicht mit mir machen! In mir tobt alles! Wut – Ohnmacht – Hilflosigkeit – Trauer – ...

Fäuste bilden sich von allein, trommeln an die Wand, auf den Tisch oder den Boden. Ich spüre meine Wut, dieses verbotene Gefühl, und lasse es zu – es macht mir Angst, dass ich die Kontrolle verlieren könnte, dass meine Hände Unheil anrichten könnten. Aber meine Hände helfen mir jetzt, Ungewolltes auszudrücken. Gott wird mein Trommeln erhören, es steigt zu ihm auf wie der Rauch des Opferfeuers, wie der Gesang der Klagenden. Er wird mein Trauerkleid wenden, mich begleiten durch das Wüstental. Mich annehmen, wo ich es selber nicht mehr kann. Ich trommle die zerstörerische Kraft aus mir heraus ...

Hände auflegen

Hände, Berührungen können heilen. Jemandem die Hand halten, ihn streicheln, massieren – wir wissen, dass das gut tut. Wenn wir beten, besonders wenn wir bitten, geht es uns oft um Heil, für uns selber wie für andere, um Heil für Leib und Seele.

Fangen wir jetzt bei uns an, damit wir später einmal weitergeben können, was wir selbst unendlich oft neu empfangen dürfen: In einer bequemen Haltung legen wir nur eine Hand auf den Leib, die Aufmerksamkeit wendet sich dem Spüren zu, und zwar so, dass wir einatmend vom Leib zur Hand spüren, ausatmend von der Hand zum Leib. Nach kurzer Zeit ist zu beobachten, dass sich der Atem gleichsam unter der Hand zu sammeln scheint.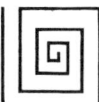
Die enge Verbindung zwischen Leib, Hand und Atem wirkt sich beruhigend und klärend aus. Spannungen und Schmerzen können sich lösen, weil die berührte Körperregion besser durchblutet und dadurch erwärmt wird. Ein wohliges Gefühl stellt sich ein.
Andere Körperteile warten darauf, ebenfalls berührt zu werden. Sie signalisieren dies deutlich, wenn wir uns etwas in den Körper eingelebt haben. Schützen und unterstützen wir sie durch liebevolle Zuwendung, in der Dankbarkeit bewusst werden kann: Dankbarkeit diesem, uns stets dienenden Körperteil gegenüber, den wir eigentlich nur dann wahrnehmen, wenn er nicht gut funktioniert. In diesem Fall zieht er sich allerdings nur unseren Ärger und Unmut zu und weniger unsere liebevolle Unterstützung oder Geduld. Schlecht ergeht es auch den Körperteilen, die nicht unserer Vorstellung entsprechen, die aus der Norm fallen und nicht »schön« sind. Die kleine oben beschriebene Übung kann uns dabei helfen, uns mit unserem Aussehen, unserem So-Sein zu versöhnen – durch einfaches Wahrnehmen und Geschehenlassen.

BESINNUNG: DEINE HÄNDE

Wenn es geht, setze dich in einen Meditationssitz, es ist auch möglich, gerade aufgerichtet auf einem Stuhl zu sitzen. Lege die linke Hand in die rechte, sodass deine Daumenspitzen aneinander stoßen und deine Hände einer geöffneten Schale gleichen. Jetzt empfangen deine Hände Ruhe und Frieden.

Blicke zurück auf das, was deine Hände getan haben.

Als du ein Kind warst, waren deine Hände klein. Vertrauensvoll hast du sie in eine große Hand gelegt und hast dich führen lassen. Kannst du dieses Gefühl von Vertrauen noch wahrnehmen? Wem gibst du heute die Hand und lässt dich führen?

Deine kleinen Kinderhände haben dich mit der Welt vertraut gemacht: Glattes – Raues – Festes – Weiches – Klebriges – Warmes – Kaltes – alles haben deine Hände er- und begriffen. Tastend hat sich dir die ganze Welt erschlossen. – Später hast du Stifte gehalten und deine Gedanken gemalt, bis du gelernt hast zu schreiben. So haben deine Hände dich immer mehr mit der Welt verwoben.

Deine Hände haben Verletzungen erlebt. Du hast dich geschnitten, gequetscht, verbrannt ... Du kannst die Schmerzen noch immer spüren. Doch du hast auch anderen Schmerzen bereitet. Auch dir ist einmal die Hand ausgerutscht. Ganz überraschend haben deine sanften Hände zugeschlagen. Versuche, die hilflose Wut und Traurigkeit wahrzunehmen und loszulassen. Gönne dir Zeit dazu.

Deine Hände können zart und behutsam sein. Sie streicheln liebe Menschen, fahren Kindern durch das Haar, trocknen Tränen und kitzeln

Lachen hervor. Momente der Freude, die dir als beglückende Erinnerung bleiben werden.

Deine Hände packen zu. Tragen schwere Taschen, graben in der Erde, arbeiten schwer. Risse und Schwielen haben sie davongetragen. In deinen Händen spiegelt sich deine Stärke.

Rufe dir in Erinnerung, was deine Hände am liebsten tun. Verweile einige Zeit bei dieser Vorstellung, vielleicht ist es etwas, was du wieder einmal tun möchtest.

Verabschiede dich nun von deinen Händen. Sie liegen immer noch wie eine empfangend Schale in deinem Schoß. Wenn dir danach ist, lege sie jetzt vor deiner Brust aneinander und verneige dich.

Strahlen

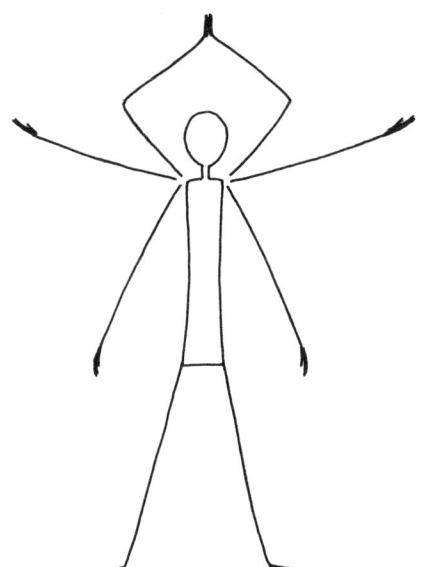

Ich hole
tief
Luft.
Nehme neu
Kraft auf.
Und
strahle aus.
Bin kein
Licht unterm Scheffel –
verstecke
mich
nicht mehr.

Anleitung
Stand mit leicht gegrätschten Beinen.
Einatmend die Arme über die Seiten heben.
Ausatmend senken.

Tänzer

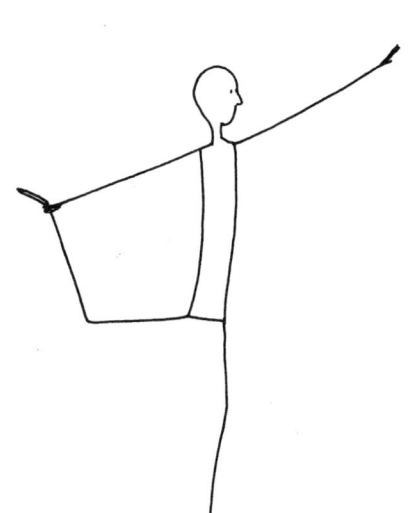

Loben,
Preisen,
Tanzen.
Aus Über-Mut
stehe ich vor Dir.
Mein Körper
jubelt
Dir zu.

Anleitung

Gewicht auf ein Bein verlagern. Ferse des freien Beins
zum Gesäß bringen, Spann mit der gleichseitigen Hand
fassen und Bein vom Körper lösen. Anderen Arm nach
vorne und oben strecken. Blick fixiert einen Punkt.

Offene Hände

Offen
liegen meine Hände,
bereit
zu empfangen,
bereit
zu geben.
Meine offenen Hände
bitten und danken.
Dir überlasse ich
Geben und Nehmen.

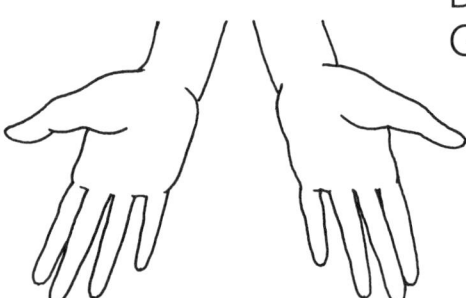

2. LOSLASSEN

Hinführung

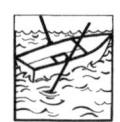

Ich kann nicht mehr beten«, beinahe schon ein Schlagwort – was steckt eigentlich dahinter? Vermutlich zunächst die Vorstellung, dass Beten eine bestimmte Form haben müsse, um Gebet zu sein. Zerbricht die Form, weil sie nicht mehr ins Leben passt, scheint es so, als könne man nicht mehr beten. Wer hilft dann, eine neue Form zu finden?

Noch dringender ist Hilfe gefragt, wenn nicht nur die Form zerbrochen ist, sondern die Beziehung zu Gott. Was bedeutet das? Das Vertrauen auf das absolut Gute ist verloren gegangen, man kann nicht mehr geschehen lassen, sondern muss alles selbst machen. Kontrolle scheint nötig, damit das Leben gelingt, und was nicht kontrollierbar ist, macht Angst. Viele Möglichkeiten verschließen sich nun; statt sich zu befreien, hat man sich eingeschränkt.

Mit der Zeit wird die Anstrengung spürbar, die nötig ist, wenn man stets auf dem Sprung ist, um nichts zu verpassen, um jede Bedrohung sofort wahrzunehmen und zu bekämpfen oder ihr auszuweichen. Allmählich spürt man, dass sich Fehler einschleichen, dass man überfordert ist, wenn man immer alles richtig machen will: Es muss sich etwas ändern!

An diesem Punkt setzt Umkehr ein – wir wechseln erst einmal die Blickrichtung und machen uns dann auf den Weg ... Wir verlassen alte, gewohnte Pfade, vor allem alte Denkmuster, die uns bedrücken und sogar erdrücken können. Unser Thema wird das Loslassen, um neu zu werden:

alte Formen	– Überkontrolle	– Ängste: loslassen
eigene Formen	– Freiheit	– Vertrauen: neu werden

Loslassen und neu werden, sich anvertrauen, so entwickelt sich Beten. In den folgenden ganz einfachen Haltungen können Sie die Erleichterung des Loslassens, verbunden mit dem Gefühl des Gehaltenseins, erfahren.

Fäuste drücken

In einer beängstigenden Situation kann diese Übung helfen, die Anspannung im Körper zu lösen und wieder zu klarem Denken zurückzukehren. Oft genügt ja schon ein scheinbar geringfügiger Anlass, damit sich die Schultern angstvoll verspannen. Dieses Gefühl ist so normal, dass man es sich erst mühsam bewusst machen muss, um es dann – endlich – loslassen zu können.

Beides kann die folgende einfache Übung bewirken; sie kann im Sitzen, Stehen oder Liegen jederzeit ausgeführt werden.

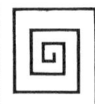

Man beginnt, indem man die Hände zu lockeren Fäusten formt, die sich allmählich schließen und die man fester und fester zusammendrückt. Dabei steigt die Anspannung – wie bei einem Thermometer die Quecksilbersäule – mit zunehmendem Druck immer höher, bis in die Arme, bis sie schließlich im Schultergürtel zu spüren ist. Auch der Atem verändert sich dabei.

Nachdem die Anspannung so deutlich erlebt wurde, beginnt in Zeitlupe das Loslassen. Zuerst lösen sich die Schultern, dann die Oberarme, die Unterarme, zuletzt öffnen sich die Hände wie von selbst. Der Atem, der eben noch stockte, fließt befreit und zeigt so, um wie viel besser es ist, ihm seine Freiheit zu lassen, statt ihn festzuhalten, wie es jede krampfhafte Anspannung tut.

Der Druck der Hände zeigt an, wie viel innere Spannung sich aufgebaut hat, indem sie sich diesem Gefühl anpassen: je größer die

Angst, desto stärker der Druck. Indem nun die Fäuste immer wieder zusammengepresst, aber auch genauso oft losgelassen werden, baut sich mit dem äußeren auch der innere Druck ab.

Man kann die Übung im Atemrhythmus wiederholen, sodass man beim Einatmen anspannt und das bedrängende Gefühl, z.B. »Angst«, benennt. Beim Ausatmen denkt man »loslassen« und spürt dies auch in den Armen und am Atem: »Angst loslassen« wäre bei diesem Beispiel die passende Formel.

Befragen wir die Übung näher, was sie denn eigentlich mit Beten zu tun hat. Ich lasse dabei etwas los, z.B. Angst oder Aufregung, und merke, dass ich auf diese Weise erleichtert bin und zurück zur Ruhe finde. Umgekehrt bedeutet das, dass ich feststelle, dass ich mich nicht selbst festhalten kann, indem ich meine Kraft mit Verspannungen blockiere. Liegt mein Schwerpunkt durch die Anspannung im Kopf, Nacken oder Schulterbereich, wirft mich schon ein kleiner Stoß um, und sei es nur ein dummes Wort.

Indem ich nicht mehr versuche, mich selbst festzuhalten, dabei stets ängstlich besorgt, nicht umzufallen, fällt eine Last von meinen Schultern und ich vertraue auf eine andere Kraft, die mich trägt und stützt. Eine solche Kraft kann ich nicht »machen«, so wie ich meine Schultern verspannen kann – aber ich kann sie erfahren, wenn ich langsam lerne loszulassen. Diese Kraft, die ich in mir auf diese Weise vorfinde und von der ich letztlich vollkommen abhängig bin, nenne ich Gott. Und den Weg zu ihm nenne ich beten. So mache ich mich loslassend auf den Weg zu ihm und zu neuem Beten.

Ähnliches passiert in den folgenden Übungen, in denen gelernt wird, Kopf, Schultern und Beine bewusst loszulassen, um zu spüren, wie der Atem durchlässiger fließt und der Boden, die Erde, trägt und stützt.

Schultern hochziehen

Diese Übung funktioniert am besten, wenn sie sehr langsam ausgeführt wird. Dazu fehlt alleine manchmal die Geduld, um alles, was im Körper geschieht, bewusst zu beobachten. Sie eignet sich darum gut als einstimmende Übung in einer Gruppe, um sich in sich selbst einzuleben und im Anschluss doch die verblüffende Erfahrung zu machen, dass alle Teilnehmer dasselbe erlebt haben.

Dem Leiter obliegt es, den zeitlichen Rahmen abzuklären, der weder zu lang sein sollte, denn das macht Angst und bringt Unruhe, noch zu kurz, damit jeder die Möglichkeit hat, sich genügend Zeit zu lassen. Im Gespräch lässt sich rasch klären, wie viel stille Zeit sich die Gruppe zutraut, nachdem der Leiter die Übung transparent gemacht hat. Anfänger beenden den Vorgang meist schon nach wenigen Minuten. Etwas Fortgeschrittene benötigen dagegen durchaus eine halbe Stunde. Entsprechend sollte der Leiter auch eine angemessene Zeit zum Austausch nach der stillen Selbstbeobachtung einplanen.

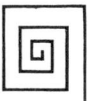

Nun zur Übung selbst: Am besten sitzen die Teilnehmer gerade aufgerichtet auf Stühlen, die Füße stehen mit etwas Abstand flach auf dem Boden, die Knie befinden sich über den Zehen, die Arme hängen locker. Nachdem diese Haltung eingenommen ist, schließen möglichst alle die Augen, um sich ganz auf sich selbst zu besinnen. Wem das nicht möglich ist, der sollte seinen Blick vor sich auf den Boden lenken, ohne den Kopf hängen zu lassen.

Ganz langsam beginnen sich jetzt die Schultern zu heben – so langsam, dass man die Bewegung von außen nicht sehen kann, während sie innerlich sehr wohl zu spüren ist. Mit der Zeit wachsen die Schultern so hoch, dass sie fast die Ohren erreichen. In dieser Position sollen die Teilnehmer kurze Zeit verharren, um erstens ihren

Atem und zweitens den Bodenkontakt der Füße zu beobachten. Dann lassen sie in verlangsamter Zeitlupe die Schultern tiefer und tiefer sinken und öffnen schließlich die Augen wieder.

Durch diese sehr einfache Übung können drei Erfahrungen gemacht werden:

▪ der Atem stockt, wenn die Schultern hochgezogen sind,
▪ die Füße scheinen dabei den Boden nicht mehr zu berühren,
▪ die Schultern sinken schließlich viel tiefer als normalerweise.

Die Symbolhaftigkeit des Vorgangs liegt auf der Hand: Solange ich versuche mich festzuhalten, verkrampfe ich mich, ich bekomme kaum Luft und verliere den Boden unter den Füßen. Lasse ich dagegen los, wird mir der Atem neu geschenkt und meine Füße werden vom Boden aufgefangen und getragen. Mit dem Loslassen lerne ich, dass ich nicht alles machen kann oder muss, sondern vertraue allmählich darauf, dass ich aufgefangen werde und dass Dinge von allein geschehen können – so wie der Atem, der von allein kommt und geht.
Mit jeder Wiederholung entdeckt man neue Aspekte, entwickelt ein Feingefühl sich selbst gegenüber und nimmt schließlich auch im Alltag entsprechend früher wahr, wann verkrampftes Festhalten beginnt, um sich selbst dann wieder loslassen zu können.

Beine durchdrücken

Auch diese Übung dient dem Gewahrwerden körperlicher Vorgänge, die man normalerweise unbewusst vollzieht. Es bietet sich wieder an, sie in einer Gruppe auszuprobieren, um das Erlebte austauschen und deuten zu können.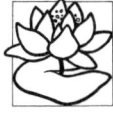

Die Teilnehmer stehen, die Füße hüftbreit auseinander gesetzt, die Zehen nach vorne ausgerichtet. Der Leiter bittet alle, die Beine fest durchzudrücken und dabei die Füße und den unteren Rücken zu beobachten. Es ist erlaubt, schon während der Übung Beobachtungen mitzuteilen, damit die anderen prüfen können, ob sie genauso oder anders empfinden.

Der Leiter strukturiert insoweit, als er die Zeit begrenzt und im Folgenden ansagt, die Beine loszulassen und ein wenig in die Knie zu gehen. Wieder werden der untere Rücken und die Füße kontrolliert. Auch jetzt ist ein sofortiges Aussprechen der eigenen Wahrnehmung erwünscht. Der Leiter kann so auch evtl. auftretende Fehler direkt korrigieren.

Günstig ist es, die kleine Bewegung einige Male zu wiederholen und sie dabei immer kleiner werden zu lassen, bis es schließlich zum Stand mit gelösten Knien kommt.

Was geschieht dabei? Drücken sich die Beine durch, spürt man zweierlei:

  das Becken kippt nach vorne, sodass ein Hohlkreuz entsteht,
  gleichzeitig spannen sich die Fußsohlen an und stehen nicht mehr fest auf dem Boden.

Lässt man die Knie locker, geschieht Folgendes:

  das Becken richtet sich auf, der untere Rücken streckt sich,
  die Füße breiten sich flächig auf dem Boden aus.

Während durchgedrückte Beine den Bodenkontakt der Füße behindern und den Rücken in eine unangenehme Position bringen, also insgesamt einen schlechten Halt bieten, führen gelöste Knie zu mehr Standfläche und -festigkeit, einer entlasteten Körpermitte und damit ins Gleichgewicht. Körperliches Erleben und seelischer Zustand beeinflussen sich gegenseitig: Was der Körper signalisiert, nimmt die Seele als wahr an.

Es kann vorkommen, dass Teilnehmer den Stand mit durchgedrückten Knien als »leichter« beschreiben oder sagen, dass die Fersen fester auf dem Boden stehen. Von solchen Bemerkungen sollte sich der Leiter nicht täuschen lassen und zum noch genaueren Hinspüren ermuntern: Was geschieht mit der ganzen Fußsohle? In welcher Haltung fühlt man sich sicherer?

Der richtige Stand, in dem die Knie nicht blockiert, sondern frei beweglich sind, lässt den ganzen Körper ins Lot kommen und trägt dazu bei, den Menschen auch mit sich selbst »ins Lot zu bringen« – sodass er schließlich frei vor Gott treten kann.

Gleichgewichtsübung: Fuß vor Fuß

Der Zusammenhang zwischen Standfestigkeit einerseits und gelösten Schultern und Knien andererseits lässt sich in einer Gleichgewichtsübung eindrucksvoll erproben. Auf den ersten Blick wirkt sie einfach, doch sind die äußerlich nicht sichtbaren Vorgänge komplex. Die Aufgabe des Leiters ist es, die Teilnehmer dabei auf Verschiedenes aufmerksam zu machen.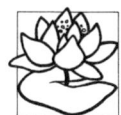

Es empfiehlt sich, die Übung in der Nähe einer Wand oder hinter einem Stuhl stehend zu machen, damit man sich schnell festhalten kann, wenn man aus dem Gleichgewicht kommt.

Jeder Teilnehmer stellt einen Fuß vor den andern, sodass die Füße in einer Linie stehen. Oft passiert es dabei, dass ein Bein als Standbein, das andere als Spielbein benutzt wird, wobei das Standbein zudem meist durchgedrückt wird. Es gilt also, die Knie zu lösen, am einfachsten, indem man sie einige Male einbeugt bzw. in den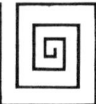

Knien wippt. Anschließend sollte sich das Gewicht des Körpers auf beide Füße gleichmäßig verteilen und die Füße sollten guten Bodenkontakt haben.

Trotzdem stehen die Teilnehmer noch nicht im Gleichgewicht. Dies ändert sich, wenn es gelingt, die Schultern zu lösen. Der Leiter lässt die Gruppe erspüren, ob sich die Schultern möglicherweise angespannt haben. Es genügt nicht immer, nur darauf hinzuweisen, jeder möge die Schultern lockern. Beachtet werden muss auch, dass sie nach hinten unten sinken!

Zusätzlich lohnt es sich, mit der Vorstellung zu arbeiten, um die Einzelnen in ihre Mitte zu führen. Das geschieht, indem man anregt, sich vorzustellen, ein Gewicht falle von den Schultern ab und sinke in die Leibmitte. Dadurch senkt sich der Schwerpunkt aus dem Schultergürtel ins Becken, und als Folge davon fließt der Atem befreit tiefer, was wiederum ermöglicht, den Boden unter den Füßen zu spüren.

Sehr überzeugend lässt sich in dieser Haltung erfahren, dass Loslassen nicht schwach macht, sondern ins Gleichgewicht bringt, also standfester und sicherer macht. Gleichzeitig erlebt der Übende zweierlei, nämlich dass er gestützt wird: vom Boden und von der Erde darunter, und dass er sich nicht selbst festhält, sondern von der Schwerkraft lotrecht aufgerichtet wird, wenn er es nur zulässt. Sich tragen und aufrichten zu lassen ist ein Prozess der Hingebung und des Vertrauens auf die Kräfte, die uns und unseren Planeten erhalten.

BESINNUNG: DEINE FÜSSE

Setze dich bequem hin, aber achte darauf, dass dein Atem frei fließen kann. Spüre das Heben und Senken deiner Bauchdecke und konzentriere dich nur darauf. Stell dir nach zwei oder drei Minuten vor, dass dein Atem durch deine Fußsohlen ein- und ausfließt. Werde dir mithilfe dieser Vorstellung deiner Füße immer mehr bewusst.

Es gab eine Zeit in deinem Leben, da waren deine Füße nur ein Spielzeug für dich. Es war eine Lust, am großen Zeh zu lutschen, eine Lust, auf dem Rücken liegend zu strampeln – kannst du dieses Gefühl noch heute mit deinen Füßen in Verbindung bringen?

Eines Tages wolltest du laufen. Da gab es kein Zögern, du hattest nur diesen einen Gedanken: auf die Füße kommen. Es war unvorstellbar, dies nicht zu erreichen. Eine Zuversicht, ein Mut war in dir, wie du es heute manchmal gut gebrauchen könntest. Vielleicht kannst du dies in deinen Füßen wiederfinden? –

Schließlich haben deine Füße dich auf die Erde gestellt. Unsichtbare Wurzeln verbinden dich seither mit ihrer Kraft.

Deine Füße haben einen Weg durchs Leben gefunden. Sie haben dich getragen, wo immer du hinwolltest. Es gibt Wege, die deinen Füßen besonders angenehm waren, die sie besonders gerne gegangen sind – Lebenswege, die Leben schenken. Versuche, sie zu erinnern. Geh sie in der Erinnerung, oder später noch einmal ganz real, entlang und lass ihre Eigenart auf dich wirken.

Deine Füße zeigen dir, wie es um dich steht. Manchmal wollen sie nur zögernd voran, schleppen sich dahin, kleben am Boden fest. Du bist gestolpert, vielleicht sogar gefallen. Aber irgendwie bist du immer wieder auf die Beine gekommen. Der Gedanke daran kann dir in Zukunft eine Hilfe sein.

Manchmal hast du dich schwerelos gefühlt, befreit von allen Belastungen. Momente, vielleicht Tage, in denen du schwebtest vor Glück, in denen du wie auf Wolken gingst, eher tanzend als gehend. Diese Leichtigkeit ist noch in dir, spüre ihr nach und lass sie behutsam deine zeitweilige Schwere ausgleichen.

Voller Gefühl sind deine Füße! Vor Freude springen sie in die Luft, stampfen wütend auf den Boden, bewegen sich rhythmisch zur Musik, leiden im zu engen Schuh, genießen das Barfußlaufen am Sandstrand, schützen sich mit Hornhaut vor Verletzungen, werden weich, wenn sie jemand massiert.

Deine Füße spiegeln deine Seele. Wenn du deine Seele beflügeln willst, sei gut zu deinen Füßen.

Schultern hochziehen

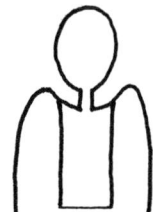

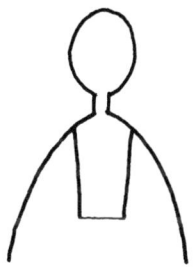

Hochgezogene Schultern
sperren mich ein,
halten mich fest.
Ich habe Angst
mich zu zeigen.
Heute wage ich es –
lasse die Schultern sinken,
lasse die Angst los.
Wer wird mich halten,
wenn ich mich loslasse?
Wirst Du
da sein?

Fuß vor Fuß

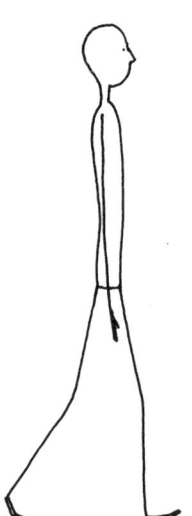

Fuß vor Fuß
kann ich nur setzen,
wenn ich
im Gleichgewicht bin.
So gehe ich –
langsam–
und spüre
mein Schwanken.

Anleitung

Fußsohlen aufmerksam in Zeitlupe abrollen, den Unter-
grund ertasten, erst wenn die ganze Fußsohle den Boden
berührt, das Gewicht darauf verlagern – spüren, wie
der andere Fuß sich hebt, wie man kurze Zeit nur auf
einem Bein steht – usw.

Baum

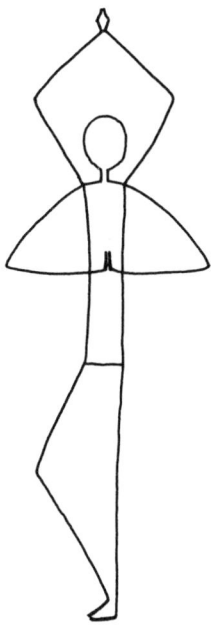

Gleichgewicht
finde ich, wenn
ich mich halte
an Himmel und Erde,
nicht starr –
elastisch
wie ein Baum,
der an Wasserbächen
gepflanzt ist.

Anleitung

Ein Bein belasten, ohne dass das Kniegelenk einrastet.
Das andere Bein lösen, die Zehen des einen Fußes auf die
des anderen Fußes stellen. Hände vor der Brust aneinander legen oder Arme nach oben strecken. Der Blick fixiert
einen Punkt.

3. SYMBOLISCHE GESTEN

Hinführung

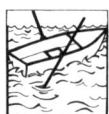 Jeder körperliche Vorgang beeinflusst das seelische Geschehen. Normalerweise machen wir uns diesen Vorgang nicht bewusst, doch wenn wir wollen, können wir uns so auf ganz einfache Weise selbst helfen und unterstützen. Vor allem symbolische, einfache Gesten können dazu dienen, sich selbst wieder in den Griff zu bekommen. Es geht dabei weniger darum, um welche konkrete Übung es sich handelt – hier können kreativ verschiedenste Bewegungen eingesetzt werden –, sondern dass die Bewegung für den Übenden mit Sinn erfüllt ist.

Sinn und Heil hängen so eng zusammen, dass sie fast synonym gebraucht werden können. Wir dürfen davon ausgehen, dass uns jede sinnvolle Handlung auch heilt. Eine sinnerfüllte Geste wirkt sich heilsam aus, indem sie ausdrückt, wie mir zumute ist, mir selbst mein Inneres vor Augen führt. Bestimmte Bewegungen bilden meine Bewusstseinsvorgänge ab oder aber sie führen mich, mein Bewusstsein, zum von mir angestrebten Zustand. In beiden Fällen sind meine Gesten Sinn-Bild meiner selbst, des schon erreichten oder des noch zu erreichenden Zustands.

Intellektuelle Überlegungen und Gedankengebäude trennen uns oft mehr vom Fühlen und vom eigenen Wesenskern, als dass sie uns zu uns selbst zurückführen. Im Folgenden soll darum dem nonverbalen Erleben Raum gegeben werden. Nehmen wir uns ohne Filter wahr und stellen fest, dass sich die Selbstwahrnehmung intensiviert, wenn wir uns nicht in Gedanken verlieren.

Gehen wir darum hier der gewöhnlichen menschlichen Ausdrucksform, dem Sprechen, dem Verbalisieren von Gedanken und Gefühlen einmal aus dem Weg. Stattdessen lassen wir unsere Stimme wortlos erklingen, indem wir Vokale tönen, die sich positiv auf unseren Körper und unsere Seele auswirken.

Auch die weiteren kleinen Übungen dieses Kapitels weichen den Gedanken, dem Grübeln aus und versuchen dadurch die Hoffnung und das Vertrauen auf Sinn und Heil neu und anders erfahrbar zu machen.

Tönen

Tönen hat nichts mit Singen zu tun, also keine Angst, Sie könnten das nicht! Anfangs kann die Stimme zwar noch etwas rau klingen, das gibt sich aber nach kurzer Zeit. Die Töne beginnen dann frei und schwerelos aus dem Kehlkopf zu fließen. Folgendermaßen können wir uns darauf vorbereiten:

Vor dem Tönen ist es günstig, den Atem zu spüren und zu beruhigen. Damit einher geht eine Beruhigung der Gedanken, die vor allem durch die Konzentration auf eine vorbereitende Atemübung gelingt. Man sitzt gerade aufgerichtet, damit der Atem frei fließen kann, und legt die Handrücken auf die Oberschenkel. Nun beginnt eine Hand damit, parallel zum Einatem jeweils einen Finger zum Daumen zu nehmen. Mit dem Ausatem die Verbindung von Finger und Daumen lösen, mit dem nächsten Einatem den nächsten Finger an den Daumen legen usw. Nach der ersten Hand zur zweiten wechseln und so für ein paar Minuten fortfahren, bis der Atem ruhig und harmonisch geworden ist.

Nun kann sich das Tönen anschließen. Tönen wirkt lösend auf die Organe, in deren Räumen der jeweilige Vokal schwingt, und dient gleichzeitig als innere Seelenmassage. Wollen Sie gemeinsam in einer Gruppe tönen, muss der Leiter die Abfolge der Töne vorgeben, indem er anfängt und die Teilnehmer einstimmen.

Eine Aufgabe für die Teilnehmer wäre es zu spüren, wo sie den Klang im Körper lokalisieren.

Wichtig ist, dass die Töne nicht gepresst werden, sondern sie strömen mit dem Ausatem aus dem ganzen Körper. Es genügt, den Mund weit zu öffnen und den Vokal verströmen zu lassen. In der folgenden kleinen Liste finden sich die Zusammenhänge der Klänge mit den Körperregionen und der Wirkung auf die seelische Befindlichkeit:

U	–	Beckenboden	–	beruhigt
O	–	Bauchraum	–	lässt Kraft fließen
A	–	Brustkorb	–	weckt Gefühle
E	–	Kehle	–	wendet sich nach außen
I	–	Kopf und Schultern	–	entspannt die Gedanken

Der letzte zu tönende Buchstabe kann das M sein, das innere Stille symbolisiert und nach etwas Übung im ganzen Körper als leichtes Vibrieren wahrgenommen wird.

Hat man die erste Scheu gegenüber dieser Erfahrung verloren und lässt den Vokalen wirklich freien Lauf, so ändert sich auch die Art der Selbstwahrnehmung. Je voller der Vokal schwingt, desto mehr kann sich das Gefühl einstellen, dass der Ton nicht nur aus dem Körper herausfließt, sondern dass es einen Klangkörper um den eigenen Körper herum gibt, der ebenfalls in Schwingung gerät, so als würden sich die Grenzen des Körpers erweitern.

In dieser Phase kann das Tönen zum kraftvollen Choral werden: Ich spüre tief in mich hinein und gleichzeitig an der tiefsten Stelle über mich hinaus. Ich erfahre mich im Gleichklang mit anderen und mit einer Schwingung, die alles durchzieht.

Nach dieser Erfahrung stellt sich ein natürliches Schweigen ein, das man in Ruhe genießen sollte.

Erbitten und annehmen

Wir leben in Raum und Zeit, d.h. wir sind begrenzt, und schon daraus ergibt sich, dass nicht alle unsere Bedürfnisse gestillt werden können. Wünsche und Sehnsüchte bleiben offen – und wir wenden uns bittend an Gott, den Absoluten, unbegrenzt Guten, von dem wir alles erhoffen dürfen. Wir wissen nicht, ob unsere Bitten, wenn sie denn erfüllt würden, tatsächlich zum Guten führten. So enthält jede Bitte das Vertrauen darauf, dass Gott es schon recht machen wird. Die folgende Gebetsgeste entwickelt sich aus beidem, aus Bitten und Vertrauen. Sollte sie in einer Gruppe eingenommen werden, so ist sicher nicht mehr nötig, als dass der Gruppenleiter sie selbst vormacht und dazu einlädt mitzutun:

Wir öffnen vertrauensvoll unsere Hände und winkeln die Arme so an, dass die Finger auf Schulterhöhe nach oben zeigen, sodass unser Gebet aus den Händen aufsteigen kann. Gleichzeitig sind wir bereit, zu empfangen und anzunehmen, was uns zugedacht ist. Wir können unsere Hingabe mit einer kleinen Bewegung verdeutlichen: Wir führen unsere Hände zum Herzen und legen dort die rechte über die linke Hand. Vielleicht senken wir dabei demütig den Kopf. Aus dieser Geste kann eine kleine Atemübung werden, wenn wir die Arme einatmend öffnen und ausatmend schließen.

Eine weitere Variante ist es, bei der Bewegung an ein evokatives Wort zu denken. Indem man die Hände hebt, stellt man sich vor, dass eine bestimmte Eigenschaft wie Wohlwollen, Harmonie, Kraft, Zuversicht einströmt – beim Schließen der Hände über der Brust spürt man, wie diese Eigenschaft das Herz erfüllt und dort ihren Platz findet. Auch diesmal kann man die Bewegung öfters wiederholen, bis die Vorstellung sich mit dem entsprechenden Gefühl verbunden hat. Nun belässt man die Hände über dem Herzen und beobachtet, wie sich die gewünschte Eigenschaft im ganzen Körper ausbreitet.

Schultern, Arme, Brustkorb, Becken, Beine und Füße empfinden nun Kraft, Harmonie oder was immer man erbeten hat, um gut weiterzuleben und seine Aufgaben zu erfüllen. Gleichgültig, ob Sie in einer Gruppe oder allein geübt haben – nachdem sich die Hände vom Herzen gelöst haben, gehen Sie mit einem anderen Gefühl und einer neuen Haltung weiter, begegnen Menschen und Dingen in einem neuen Bewusstsein.

Wolken schieben

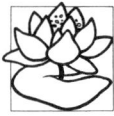
Die grauen Wolken am blauen Himmel unseres Lebens sind oft nichts weiter als unsere Gedanken: Probleme, Sorgen, Vorsätze, Schuldgefühle – tausenderlei verschiedene Formen nehmen sie an und beherrschen unser Innenleben. Es kommt uns auf den ersten Blick so vor, als hätten unsere Gedanken ein Eigenleben – doch sie nähren sich ausschließlich von der Zuwendung, die wir ihnen zuteil werden lassen, und von unseren steten Fantasien: »Was wäre, wenn ...?«, »Was könnte alles passieren?«, »Was würde xy dazu sagen?« usw.
Ein Teufelskreis entsteht, die Gedanken reißen uns mit, wir verlieren die Distanz zum Inhalt der Gedanken. Es ist Zeit anzuhalten!

Wir brauchen Übersicht, wollen die Kontrolle zurück. Hier hilft die folgende Übung:

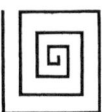

■ Wir sitzen still, richten den Rücken gerade auf, lassen die Schultern sinken. Dann führen wir die flachen, gestreckten Hände mit den Handrücken vor die Schultern, dabei zeigen die Finger nach oben. Unser Atem fließt, wir erspüren einige Male den Ausatem. Schließlich verbinden wir eine Bewegung mit dem Ausatem: Wir strecken die Arme mit den angewinkelten Händen von uns weg, geradeaus, nach rechts und links, oben und unten. Dabei stellen wir uns vor, dass wir Sorgen und Probleme von uns wegschieben, mit jedem Ausatem, bis wir uns freier fühlen, Distanz gewonnen haben. Um uns herum entsteht ein Freiraum. Die Gedanken bekommen keine Nahrung mehr, schrumpfen auf ihre normale Größe.

Mit etwas Abstand kann man das Problem von allen Seiten betrachten ohne das Gefühl zu haben, selbst zum Problem zu werden. Nun gelingt es vielleicht zu beten. Vorher hat das Toben im Kopf von Gott getrennt, wie eine Funkstörung. Jetzt ist die Leitung frei. Die Hände sinken, legen sich ineinander, sodass man für sich bleibt, sich Gott anvertrauen kann, möglicherweise wortlos.

■ Wer lieber mit Fantasiebildern arbeitet, kann sich einen wolkenverhangenen, grauen Himmel vorstellen. Mit jedem Ausatmen schieben die Hände Wolken zur Seite. Allmählich lichtet sich der Himmel, ein erstes Blau bricht durch, bis schließlich der ganze Himmel blau ist. Auch so beruhigt sich das Toben der Gedanken, die jetzt weit entfernt, wie kleine weiße Wölkchen am Horizont, vorüberziehen.

BESINNUNG: DEINE STIMME HÖREN

Setze oder lege dich bequem hin, sodass dein Atem ungehindert fließen kann. Versuche, dein eigener Beobachter zu werden, so, als würdest du dir selber über die Schulter schauen. Lass dir etwas Zeit, um in diesen Zustand zu kommen.

Wahrscheinlich kannst du einen Wust an Gedanken wahrnehmen: abgerissene Gedankenfetzen, zusammenhängende Assoziationen, manche schön, manche unangenehm. Versuche nun die Stimme zu hören, mit der deine Gedanken sprechen. Lausche in dich hinein.

Hast du deine Stimme gehört? Oder war es mehr ein Plappern, wie von verschiedenen Stimmen, die deine Aufmerksamkeit auf sich ziehen wollten? Dann gebiete ihnen allen zu schweigen. Lass sie ziehen wie Wolken am Himmel und versuche das tiefe Blau dahinter wahrzunehmen. Das Blau des Himmels ist so unendlich wie deine innere Stimme. Versuche ihren Klang zu erfassen – nicht Worte zu hören.

Mache dir deine Ohren bewusst und den Gehörgang, den Weg nach innen. Taste dich deinen Gehörgang entlang in dein Inneres und lausche in dich hinein. Vielleicht hörst du ein Rauschen in den Ohren oder das Atemgeräusch, das entsteht, wenn die Luft durch die Nase streicht. Nimm diese Geräusche bewusst eine Zeit lang wahr und verlasse sie dann wieder, um noch tiefer in die Stille zu gelangen.

Aus der Stille steigt deine Stimme empor, um dich zu führen. Sie kommt aus deiner Mitte, daher schöpft sie ihre Kraft und du kannst ihr vertrauen. Sie wird immer deine eigene Wahrheit sein, bleibt deinem Wesen treu – denn sie ist es ja selbst. Wenn du mit dieser Stimme sprichst, bist du glaubwürdig, deine Worte finden Anklang.

Das Herz schützen

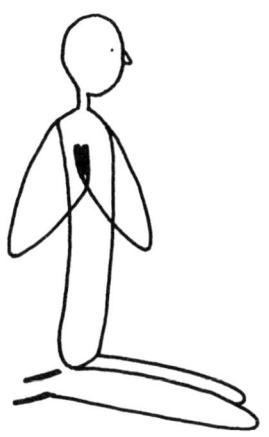

Mein Herz
sucht Schutz –
ich lege meine Hände
aufs Herz,
schütze mich
vor Ängsten,
bis neuer Frieden
mein Herz beruhigt.

Anleitung

Aufgerichtet sitzen, die linke Hand auf das Herz legen,
die rechte darüber, sodass noch etwas Zwischenraum
zwischen Brust und Händen bleibt. Wenn ein Gefühl
von Stau, Hitze, Enge o.Ä. auftritt, die Hände öffnen
und anschließend erneut auflegen.

Wolken schieben

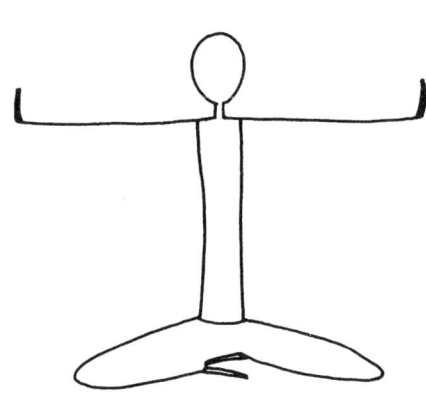

Sorgen umgeben mich
wie dunkle Wolken.
Ausatmend
schiebe ich sie fort,
weit von mir
mit aller Kraft.
Da
wird mein Himmel blau
und
du kannst mich sehen.
Ich werde still.

Anleitung
Gerade aufgerichtet sitzen oder stehen. Die Finger
schließen, die Hände anwinkeln. Die vorgestellten
Sorgenwolken mehrmals in alle Richtungen
(zur Seite, nach vorne, oben, unten) wegschieben.

Sphinx

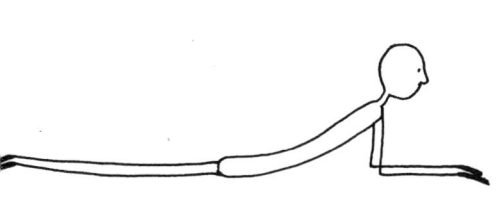

Geheimnisvoll,
gelassen
blickt sie ruhig
über die Zeiten –
denn:
Alles hat seine Stunde.
Jetzt
habe ich Zeit
für
Gelassenheit und
Geheimnisse.

Anleitung

In der Bauchlage das Gesäß anspannen und das
Schambein in den Boden drücken. Sich mit Hilfe der
Unterarme aufstützen, die Oberarme stehen senkrecht,
Nacken in Verlängerung des Rückens – Blick in die
Ferne.

4. LÄCHELN

Hinführung

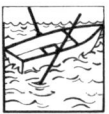

Schon im vorhergehenden Kapitel wurde die Auswirkung der körperlichen Vorgänge auf die Seele angesprochen. Eine ganz besonders heilsame Wirkung hat das Lächeln auf uns, und zwar sowohl, wenn es uns geschenkt wird, als auch, wenn wir uns selbst ein inneres Lächeln gönnen. Lächeln und Wohlwollen sind ganz eng verbunden, sie schließen Gewalt und Druck aus, die beiden Krankmacher in unserem Leben.

Lächeln hat viele Facetten, ganz sicher ist es aber immer Ausdruck einer positiven Grundstimmung. Schon die kleine Zeichnung eines lachenden »Smilies« bekommt unserer Stimmung besser als das Gesicht mit den heruntergezogenen Mundwinkeln. Es wäre doch eine sehr einfache Ermunterung, sich an verschiedenen Stellen in der Wohnung kleine lachende Gesichter aufzuhängen.

Ein ganz enger Zusammenhang besteht auch zwischen Loslassen und Lächeln. Vom Heil des Loslassens war bereits öfters die Rede, es entspannt und befreit uns vom zwanghaften Kontrollieren, und dazu trägt ein Lächeln viel bei. Diese Erfahrung können Sie in den nächsten Übungen ausprobieren.

Bildbetrachtung

Voraussetzung für die folgende Übung ist die Vorlage verschiedener Bilder, auf denen lächelnde Gesichter zu sehen sind. Es sollte eine bunte Vielfalt sein: alte und junge Gesichter, Väter und Mütter, Heilige oder Meister, Engel oder mythische Gestalten.

Wollen Sie die Übung in einer Gruppe machen, könnte der erste Auftrag lauten, Bilder mit lächelnden Gesichtern zum nächsten Treffen mitzubringen. Vielleicht Kinderbilder, auf denen die Sonne noch lacht oder Pflanzen und Dinge ein fröhliches Gesicht haben. Oder Fotos, auf denen man selbst oder andere in die Kamera gelächelt haben. (Schon allein das Suchen nach solchen positiven Bildern kann einen heilsamen Effekt haben.)

Bei der Bildbetrachtung selbst sucht sich jedes Mitglied der Gruppe das Bild aus, das ihm am besten gefällt. Für kurze Zeit herrscht Schweigen und alle vertiefen sich in das Bild. Anschließend hat jeder Gelegenheit, seine Erfahrungen zu beschreiben. Sie können als Hilfestellung ein paar Fragen dazu stellen: Wie hat sich das Lächeln auf dich ausgewirkt, während du das Bild betrachtet hast? Warum lächelt die Person auf dem Bild? Lächelt sie mit dem Mund? Mit den Augen? Mit dem Herzen?

Lächeln hat eine integrierende, heilende Funktion für Körper, Geist und Seele, wenn es echt ist. Sonst wirkt es gequält oder aufgesetzt und berührt nicht unser inneres Wesen. Vielleicht lässt sich dies an den Bildern zeigen.
Der Leiter kann die Gruppe darüber hinaus anregen, über zwei Funktionen des Lächelns nachzudenken: Zum einen nimmt ein Lächeln Kontakt auf, wendet sich nach außen, zum anderen richtet es sich nach innen bzw. leuchtet aus dem Inneren, ohne ein äußeres Objekt zu brauchen, und drückt so eine grundsätzliche Haltung aus. In beiden Fällen übersteigt das Lächeln meine Grenze, lässt mich von mir absehen und mich dem anderen gegenüber öffnen. Dabei kann der andere mir gegenübersitzen oder »im Himmel«, nicht von dieser Welt, sein.

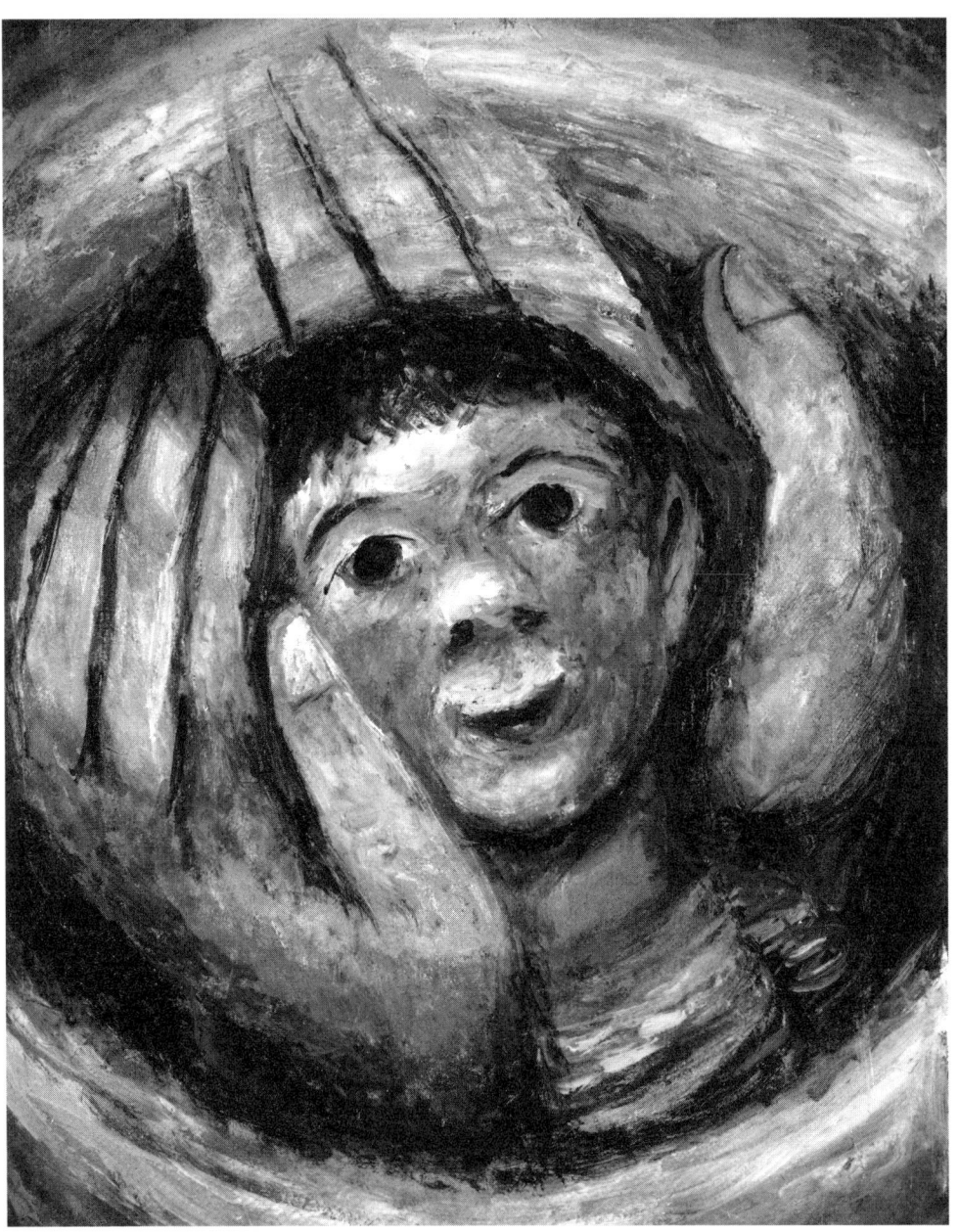

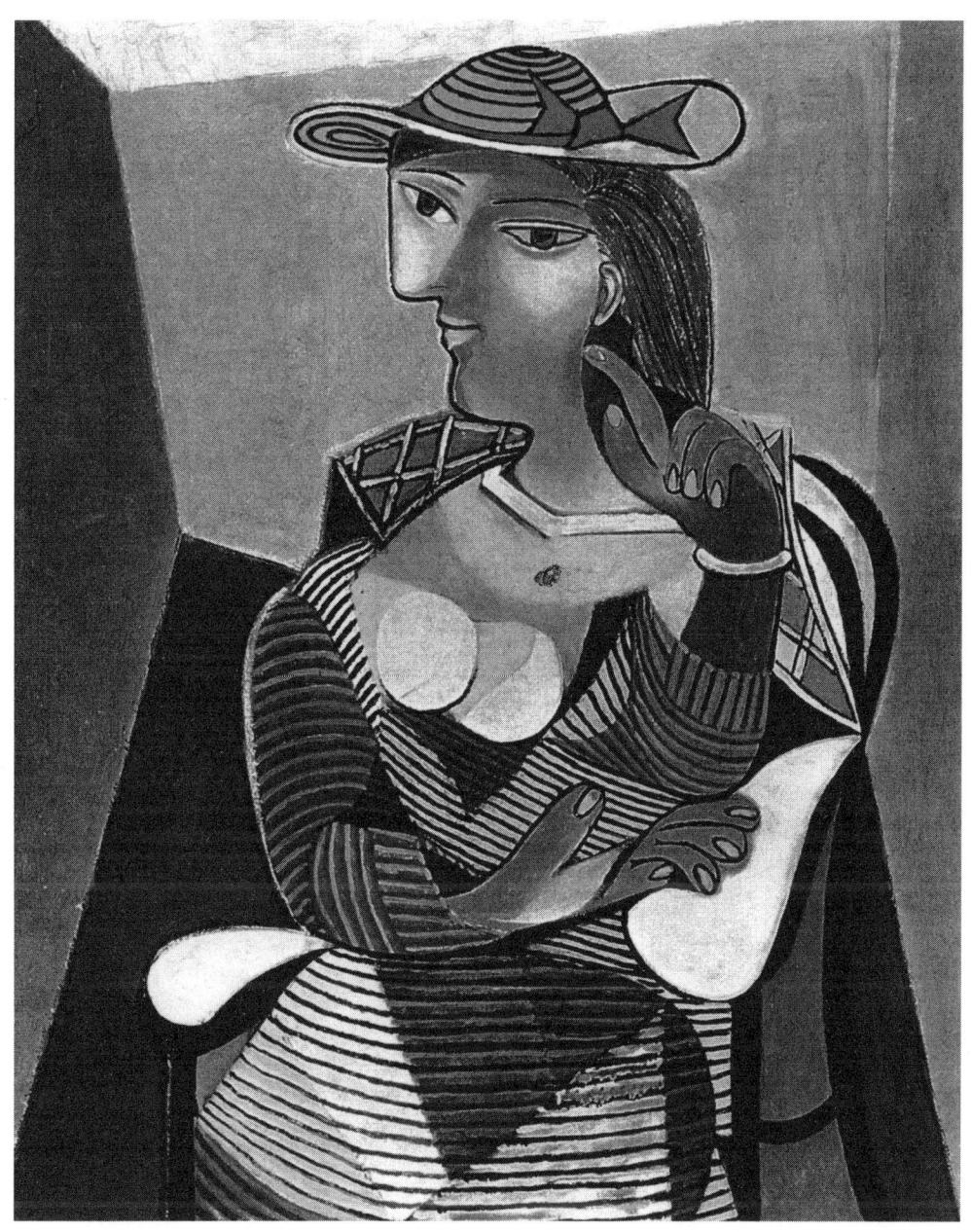

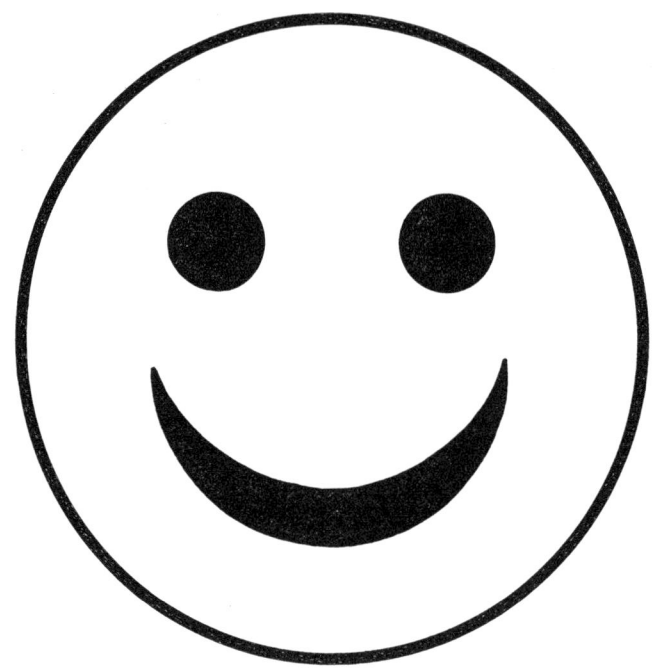

In den Körper lächeln

 Der Aspekt, dass ein Lächeln die eigene innere Befindlichkeit ändert, wird in der folgenden Übung weiter vertieft. Ohne es überzubewerten hat doch auch gerade dieses Lächeln eine heilende Wirkung auf den Körper: Manch einer ist unzufrieden mit dem einen oder anderen Körperteil, vielleicht weil es schmerzt, krank ist oder auch einfach als hässlich empfunden und nicht akzeptiert wird. Durch das Lächeln kann eine heilsame Versöhnung mit den eigenen Mängeln in Gang kommen. Es empfiehlt sich, diese Erfahrung im Liegen zu ermöglichen, es geht aber auch in einer bequemen Sitzposition.

Dem Leiter obliegt es, die Teilnehmer zuerst kurz durch ihren Kör-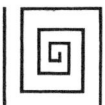
per zu führen, indem er dazu anhält, jedes Körperteil bewusst
wahrzunehmen: Füße – Unterschenkel – Knie – Oberschenkel –
Gesäß – Rücken – Brustkorb – Schultern – Arme – Hände – Nacken
– Kopf und Gesicht. Dann lenkt er die Aufmerksamkeit auf den
Atem, indem jeder sich auf einige Atemzüge konzentriert.

Nun beginnt der zweite, langsame und genaue Durchgang durch
den Körper, die der Begleiter mit folgender Formel anleitet:

>»Einatmend spüre ich meine Zehen –
ausatmend lächle ich meinen Zehen zu«.

Der Anleitende lässt für jedes Körperteil einige Atemzüge ver-
streichen und benennt dann das nächste. Anfänger oder unruhige
Personen sollte man nicht mit einem zu detaillierten Durchgang
quälen, Fortgeschrittene freuen sich über genauere Ansagen und
können ihr inneres Lächeln auch ihren Organen, Muskeln oder
Gelenken zukommen lassen.

Nachdem das Lächeln durch den ganzen Körper geflossen ist, beendet der Leiter die Entspannung, indem er anregt, tiefer einzu-
atmen, sich zu strecken und zu dehnen und wieder ganz wach zu
sein. Im Gespräch kann die Wahrnehmung reflektiert werden.

Den Gedanken zulächeln

Diese Übung kann in vielen Situationen vor allem erfolgreich bei
seelischen Spannungen eingesetzt werden. Jeder kennt Ängste,
Sorgen und Probleme. Sie können unsere Gedanken hartnäckig in
bestimmte Bahnen drängen, so als ob sie ein eigenes Leben hätten.
Dabei sind es doch nur Gedanken! Ohne ein Ich, das denkt, existie-

ren sie nicht einmal! Also, warum diesen schwachen Geschöpfen dann nicht zulächeln?

Mit etwas Übung kann man sich die folgende Formel bei Bedarf jederzeit ins Gedächtnis rufen, vielleicht Wartezeiten damit überbrücken oder vor dem Einschlafen Abstand von den Tagesgedanken nehmen. In einer Gruppe sollte der Leiter sehr strukturiert mit der folgenden Formel arbeiten, sodass sie sich bei den Teilnehmern gut einprägen kann. Die Konzentration fällt leichter, wenn alle gerade aufgerichtet im Kreis sitzen.

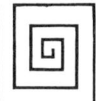 Die in der vorherigen Übung genannte Formel wird leicht abgewandelt:

>*Einatmend betrachte ich meine Sorge,*
ausatmend lächle ich meiner Sorge zu«.

Oder:

>*Meiner Sorge bewusst, atme ich ein,*
meiner Sorge zulächelnd, atme ich aus –
Sorge bewusst – ein
Sorge zulächelnd – aus.«

Der Leiter spricht den Text vor und lässt dabei genug Zeit zur Konzentration. Das Wort Sorge kann er immer wieder durch andere Begriffe ersetzen, wie Problem, Plan, Meinung, Ärger usw. Noch einen Schritt weiter kann man gehen, indem man diese Begriffe konkretisiert, etwa:

>*Einatmend betrachte ich meine Angst vor Spinnen –*
ausatmend lächle ich meiner Angst vor Spinnen zu.«

Eine Therapie kann diese kleine Übung natürlich nicht ersetzen, aber sie ist heilsam, weil sie die Angst nicht ablehnt, sondern erst einmal lächelnd akzeptiert. Der Effekt ist, dass die Angst weniger schwer wiegt und nicht mehr so erdrückend erlebt wird. Mit einem Lächeln lässt man sie – zunächst vorübergehend, später dauerhafter – immer mehr los.

Das sanfte Lächeln löst alte Muster auf bzw. ab, das Ich entspannt und findet zurück zum Selbst, zu seiner Mitte, zu Ruhe und Kraft. Lächeln birgt ein Paradox: Annehmen und Loslassen werden darin eins. Hier kann das Lächeln zum Gebet werden: Ich lasse meine Ängste um mich, um andere los und nehme vertrauensvoll an, was mir zugedacht ist.

BESINNUNG: LÄCHELN

Nimm dir etwas Zeit und lasse den Alltag hinter dir. Vielleicht zündest du deine Aromalampe an und entspannst dich bei ihrem Duft.

Verfolge den Weg deines Atems, der dich mit sich in deine Tiefe nimmt. Aus deiner Tiefe schöpfst du Kraft, sie ist dein Energiezentrum. Diese Energie macht es dir leicht zu leben, sie ist unerschöpflich, nährt dich mit jedem Atemzug. Von dieser Kraft hängt dein Leben ab, sie trägt dich und gründet dich fest in dir selbst. Du kannst sie sehr einfach spüren, denn sie lächelt. So sanft ist sie, dass ihr Wesen das Lächeln ist.

Versuche dir vorzustellen, wie mit dem Ausatem ein Lächeln in dir aufsteigt und deine Gesichtszüge löst. Beobachte, wie sich dein ganzer Kopf entspannt, wenn du ihm zulächelst. Wenn du irgendwo Schmerzen hast, lächle ihnen zu, ein liebevolles Lächeln heilt.
Mir selber zulächelnd, kann ich meinen Egoismus loslassen, brauche mich nicht mehr verkrampft zu bemühen, mein Recht zu bekommen. Ich erfahre so eine vergessene Tugend: Demut, den Mut, mich dem universalen Wohlwollen anzuvertrauen.

Vielleicht bist du gerade sehr traurig und hast Schwierigkeiten, in dir noch ein Lächeln zu entdecken. Es kann dir möglicherweise aber doch gelingen, dem Grund deiner Trauer zuzulächeln, der Person oder dem Verlust, die dich so traurig machen. Auch deinen Tränen kannst du zulächeln und sie so annehmen, statt gegen die Trauer anzukämpfen.
Dein Lächeln hilft dir dabei, auch unangenehme Gefühle wie Ärger oder Angst zu akzeptieren. Es kann deinen ganzen Tag verwandeln, wenn du es in den verschiedensten Situationen ausprobierst: in der Schlange an der Kasse im Supermarkt, im Wartezimmer, beim Spaziergang. Die Atmosphäre wird heiterer und das Leben gelassener.

Rückenschaukel

Klein
wie eine Kugel
schaukle
ich
mich –
bin ganz nah
bei mir
und spiele
vor Dir.

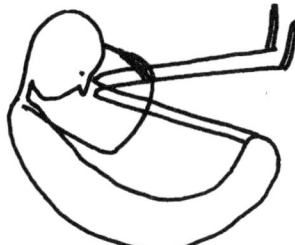

Anleitung

In der Rückenlage Knie zum Brustkorb ziehen,
Hände über die Schienbeine legen, Kopf Richtung Knie
ziehen – auf dem Rücken schaukeln.

Krokodil

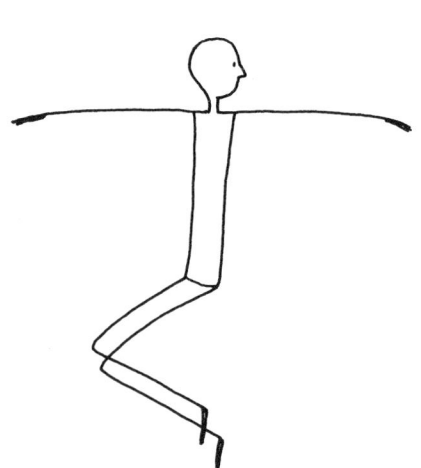

Um die eigene Achse
gedreht,
geschmeidig
nachgebend
gebe ich mich
in die Spirale,
erreiche
höhere Ebenen
nur,
wenn ich loslasse.

Anleitung

In der Rückenlage die Arme ausbreiten, Füße aufstellen.
Beide Beine sinken zu einer Seite, der Kopf dreht sich
entgegengesetzt. Beide Schultern bleiben dabei am
Boden! Knie schwer werden lassen und allmählich
sinken lassen. Gleichmäßig beide Seiten üben. Abschlie-
ßend Knie zum Kopf ziehen in der Rückenlage.

Schwalbe

So muss es sein!
Fast schwerelos
über die Erde fliegen –
wie die Schwalbe
breite ich meine Flügel
aus,
hebe ab,
lasse mich tragen
von meiner Kraft
hoch hinaus …

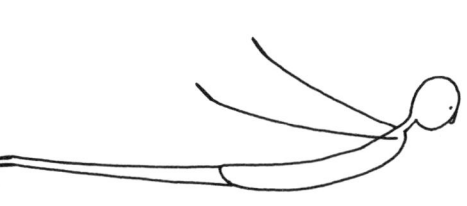

Anleitung
In der Bauchlage das Gesäß anspannen, Schambein
in den Boden drücken. Arme mit den Handrücken
nach unten gedreht gestreckt abheben, Kopf bleibt in
Verlängerung der Wirbelsäule.

2. TEIL: GANZKÖRPERÜBUNGEN

BEMERKUNGEN ZUM ÜBEN

Im Folgenden wenden wir uns Übungen zu, die mit dem ganzen Körper ausgeführt werden und im Gegensatz zu den kleinen Übungen des 1. Teils ihren eigenen Raum brauchen. Man sollte dabei keine engen Gürtel oder Kragen tragen – vielleicht haben Sie Lust, vor dem Schlafengehen im Schlafanzug zu üben, wenn Sie dann nicht schon zu müde sind. Oder am frühen Morgen, wenn es Ihre Zeit erlaubt.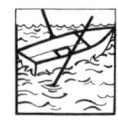

Das übergreifende Thema aller folgenden Übungen ist die Selbstwerdung des Menschen. Es geht hier nicht um Leistung, jedes Agieren nach dem Leistungsprinzip sollte vielmehr vermieden werden! Natürlich erlernt jeder die Haltungen bzw. Asanas, indem er sie erst einmal äußerlich nachahmt. Das Ziel ist aber, Asanas mit wachsender Erfahrung immer mehr aus sich selbst heraus geschehen zu lassen, statt sie angestrengt nachzumachen.

Vielleicht hilft der Vergleich mit unserer Handschrift: Anfangs schreiben wir die einzelnen Buchstaben nur nach, später entwickelt sich nach einigem Probieren unsere unverkennbare Handschrift, über die wir dann nicht mehr nachdenken, sondern die einfach aus unserer Hand in die Feder fließt. Genauso kann es uns nach einiger Zeit mit den Asanas gehen: Sie fließen aus unserem Inneren und drücken etwas von unserem Selbst aus und lassen uns im Umkehrschluss etwas über uns selbst erfahren.

Dazu braucht man einen ruhigen Raum oder doch eine ruhige Zeit am Tag, in der man bei sich bleiben, in sich hineinhorchen kann. Vielleicht richten Sie sich für diese Zeit Ihren Raum besonders her; es genügt bereits ein angenehmer Duft, um eine gute Atmosphäre zu verbreiten. Haben Sie zusätzlich eine dem Üben vorbehaltene Matte oder Decke, fällt es Ihnen leichter, sich vom Alltag zu trennen. Weniger sinnvoll ist Entspannungsmusik, denn sie kann die Konzentration ablenken oder Empfindungen verfälschen. Asanas entwickeln sich aus der Stille.

Am leichtesten fällt es, die Haltungen in einer Gruppe einzuüben, in der ein Leiter den Rhythmus vorgibt und die einzelnen Bewegungen zum Aufbau der jeweiligen Asana genau ansagt.

1. SELBSTANNAHME

Hinführung

Nicht immer geht es in unserem Leben feierlich und harmonisch zu, nicht nur still und leise schleichen wir durchs Leben. Das Laute, Kämpferische wird schon dem Zweijährigen verboten, seine Versuche, sich zu behaupten, werden als Trotz und Ungezogenheit diffamiert. Jahrzehntelang verdrängen wir danach Wut und Hass, bemühen uns, nett zu sein, auch wenn unsere Bedürfnisse missachtet werden.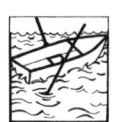

Unerwünschte Gefühle dürfen nicht gelebt werden, am besten wäre es, wenn man sie gar nicht mehr spüren würde. Enttäuschung, Ärger, Hilflosigkeit, Angst – in unserer Gesellschaft sind sie nicht üblich. Viel besser ist es, jederzeit cool zu bleiben – spricht das Wort nicht für sich? Es erinnert an eingefrorene Gefühle, aber Gefrorenes hält sich bekanntlich besonders frisch.

Um ganz zu werden, müssen wir unsere unterkühlten Gefühle auftauen, zulassen, was uns eigentlich verboten ist. Natürlich macht das Angst und wir müssen einen entsprechend hohen Widerstand überwinden, wenn wir wiederfinden wollen, was wir vermeintlich verloren haben. Unseren Widerstand gegen die unerlaubten Gefühle drücken wir mit Etiketten wie »Das ist doch albern« oder »kindisch« aus.

An dieser Stelle ist ein deutliches Trotzdem nötig: Trotz des Widerstands will ich ganz werden, das Leben ganz auskosten, in Höhen und Tiefen lebendig bleiben. Die konservierten Gefühle sollen langsam akzeptabel werden. Nur so können wir »ganz« werden, heil an Leib und Seele. Dazu können die folgenden Übungen Anstoß und Hilfe sein.

Aggressionen ausatmen

 Es ist bekannt, dass aggressive Gefühle uns besonders stark beeinflussen. Sie können uns unter Umständen so weit mitreißen, dass wir uns selber nicht mehr wieder erkennen. Dieser bedrohliche Charakter aggressiver Gefühle macht Angst, also versucht man, sie zum einen zu kontrollieren, zum anderen aber auch zu verdrängen. In unserem sozialen Umfeld ist es wünschenswert, nett zu sein, um Anerkennung oder Zuneigung zu erhalten, aggressive Äußerungen gelten als böse und werden darum zurückgehalten, weil sie Ablehnung bewirken.

Dabei ist Aggression eine starke Triebkraft, die uns in Bewegung hält. Ist sie erst einmal auf Eis gelegt, fehlt dieser Antrieb, man wird lustlos und hat bald keine Kraft mehr – selbst für einfache Dinge. Aber es gibt Möglichkeiten, konservierte Aggressionen dosiert zu befreien. Ein erstes Herantasten an das Gefühl ist mit der folgenden Übung möglich, die einer Angriffsstellung gleicht.

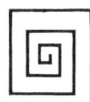 Man stellt die Füße etwas über beckenweit auseinander, sodass man einen festen und sicheren Stand hat. Nun streckt man die Arme hoch nach oben, zum einen, als wolle man sich vor einem vorgestellten Feind groß machen, zum anderen, als könne man so noch mehr Kraft fließen lassen. In dieser Haltung wird tief eingeatmet, ausatmend geht man ruckartig in die Hocke wobei man die Arme angewinkelt nach unten zieht, sodass die Fäuste neben den Hüften landen. Der Ausatem wird dabei schnell und hörbar ausgestoßen, am besten mit einem aggressiven Zischen.

Durch das schnelle Ausstoßen der Luft, wobei man gleichzeitig in die Hocke geht, zieht sich automatisch die Bauchdecke etwas ein und drückt sanft gegen die Organe, sodass etwaige Stauungen sich lösen können. Schon allein durch diesen Vorgang entsteht ein Gefühl für die Kraft in der Leibmitte. Das Dehnen des Lebermeridians wirkt sich darüber hinaus besonders auf die Funktion der Leber aus, die die Asiaten für den Sitz der Wut halten.

Zum Heil-Sein gehört es, mit seinen Aggressionen umgehen zu können. Auch Jesus wurde zornig, wenn er die Händler im Tempel sah (Lk 19,45–48) oder mit den Pharisäern stritt (Lk 11,37–54). Er sagt sogar von sich selbst: »Ich bin nicht gekommen, um Frieden zu bringen, sondern das Schwert« (Mt 10,34). Vielleicht helfen uns solche Beispiele, unsere eigenen aggressiven Anteile besser akzeptieren zu können.

Der Löwe brüllt

Diese Übung ist altbewährt und eines der besten Mittel, Spannungen zu lösen. Ein wenig Überwindung ist beim ersten Mal noch nötig – ein gängiger Widerstand ist die Bemerkung: »Das ist doch albern« – aber nach vollbrachter Tat entschädigt das unwillkürliche Gelächter für die Anstrengung.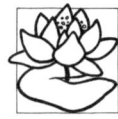
Wie so manches andere ist es in unserer Gesellschaft auch unerwünscht, laut zu werden. Das tut man nicht, man ist leise und unauffällig. Den anderen macht es Angst, wenn jemand schreit, also nehmen wir Rücksicht – bis zum Verstummen, und nun verlangt der Leiter, dass die Teilnehmer brüllen wie eine Löwenherde! So aggressiv mag keiner sein. Einen Feind hat auch niemand!? Hausfrauen hilft es, sich einen riesigen Berg Bügelwäsche oder die verwüstet hinterlassene Küche vorzustellen, um ihre Wut zu spüren. Auch der Gedanke an eine Kränkung kann die Wut zum Kochen bringen, ebenso das Gefühl, sich blamiert zu haben. Irgendeine dieser Anregungen trifft sicher für jeden Teilnehmer zu.

Die Übung eignet sich sehr gut für eine Gruppe, die auch die Schüchternen etwas mitreißen kann. Der Leiter darf keine Hemmung haben, selbst den Löwen erst einmal vorzumachen, und er muss die Teilnehmer mit seinem Enthusiasmus anstecken.

Die Haltung baut sich aus dem Fersensitz auf, wobei die Zehen aufgestellt werden. Die Hände liegen kraftvoll gespreizt auf den Oberschenkeln, wie angriffslustige Krallen. Der ganze Körper spannt sich an, um gleich mit aller Kraft nach vorne zu schnellen. Dazu pumpt man die Lunge voller Luft, mit dem Gefühl, Energie aufzunehmen. Schließlich atmet man noch einmal tief ein und schnellt ausatmend mit lautem Brüllen nach vorn auf die Hände, mit der Vorstellung, Krallen in sein Opfer zu schlagen. Dabei rollt man die Augen schielend nach oben und streckt die Zunge zum Kinn.
Der laute Schrei entspannt das Zwerchfell und löst die Stimmbänder, sodass nach dem Gebrüll fast immer gelacht wird, auch als Reaktion auf die plötzliche Entladung der aufgebauten Spannung.

Der Löwe als König der Tiere kann sich so als König unserer verdrängten Emotionen erweisen. Ist der Löwe satt und zufrieden, sind seine Bedürfnisse gestillt, hat er keine Aggressionen mehr. Er genießt sein Leben faul in der Sonne liegend. Eine majestätische Ruhe geht von ihm aus.

Spielerischer Faustkampf

Im Faustkampf konzentriert man sich ganz auf den Gegner, alle Sinne sind wach und nach außen gerichtet, um sich selbst zu verteidigen. Spielerisch kann das in der folgenden Übung erfahren werden.

Die Standhaltung wird mit leicht gegrätschten Beinen eingenommen, die Knie sind locker. Beide Hände liegen mit geschlossenen Fäusten an der Taille.

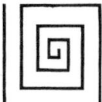

Der Leiter kann anregen, die Bewegungen des Faustkampfs im Atemrhythmus auszuführen. Dieser Hinweis erleichtert es generell, die Atmung nicht zu vergessen und somit die Kontrolle zu wahren. Ausatmend wird der Arm gestreckt, einatmend zurückgezogen. Es geht also nicht darum, unkontrolliert einen vorgestellten Feind zu verprügeln, sondern konzentriert den eigenen Standpunkt zu wahren. Das bedeutet auch zu lernen, dass man das Recht hat, seine Bedürfnisse durchzusetzen, indem man Aggressionen nicht selbstzerstörerisch nach innen lenkt, sondern ihnen einen angemessenen Ausdruck verleiht.

Dazu gehören Entschiedenheit und Mut, die sich im spielerischen Boxen andeuten. Die Teilnehmer können sich, um die Herausforderung zu verdeutlichen, in Paare aufteilen, die gegen- bzw. miteinander kämpfen. Dadurch steigert sich die Achtsamkeit auf den Gegner im Zusammenspiel mit den eigenen Bewegungen. Es entsteht eine Harmonie zwischen den Partnern, indem sich die Hände immer in einem geringen Abstand voneinander vor- und zurückbewegen.

In einer möglichen Auswertung könnten Gefühle der Selbstaggression wie etwa Schuldgefühle und Selbstvorwürfe thematisiert werden. Sich selbst zu tadeln ist keine Tugend, sondern oft genug nur dazu da, sich nicht ändern zu müssen. Stehe ich einem Gegner gegenüber, muss ich darauf achten, meine Aggressionen nach außen zu richten, also mein altes Muster zu verlassen.

Nun könnte mein Gegner auch Angst vor Ablehnung heißen. Sie verführt z.B. dazu, immer nett sein zu wollen oder immer alles richtig machen zu wollen. Geht es daneben, tadle ich mich – klappt es, bin ich vor Anstrengung ausgelaugt und genauso unzufrieden.

Im spielerischen Faustkampf werden die eigenen Grenzen vertei-
digt – bis hierher und nicht weiter. Genauso gibt es Grenzen der
alltäglichen Belastungen, die man achtsam verteidigen darf. Eine
Gefahr für das Seelenheil ist die dauernde Geschäftigkeit, zu der
man gezwungen ist, wenn man es allen recht machen will.

BESINNUNG: GEFÜHLE

Suche dir einen gemütlichen Platz, an dem du einige Zeit ruhig und entspannt sitzen kannst. Spüre deinen Atem, bis du deine Leibmitte fühlen
kannst. Lass dein Bewusstsein hier ruhen. Schon während du dies ver-
suchst, entstehen Gefühle in dir: Vielleicht Vorfreude, Ungeduld oder
Zufriedenheit? Bleibe kurze Zeit dabei, dieses Gefühl zu erspüren und zu
benennen.

Während du dies getan hast, bist du zu deinem eigenen Beobachter geworden, d.h. du hast dich etwas von dem Gefühl distanziert, um es
benennen zu können. Der Beobachter lässt sich nicht in das Chaos der
Gedanken und Gefühle hineinziehen, er behält die Übersicht, indem er
einfache Etiketten für jeden Gedanken, jedes Gefühl ausgibt.

Nimm dir einen bestimmten Gedanken als dein Konzentrationsobjekt,
vielleicht stellst du ihn dir wie eine bunt schillernde Seifenblase vor, und
versuche all seine Aspekte bzw. Farben zu benennen. Was auf der einen
Seite möglicherweise lustig zu sein scheint, kann auf der anderen auch
einen traurigen Zug haben. Sammle alle Gefühle, die sich mit deinem
Gedanken verbinden.

Sind diese Gefühle unterstützend oder hemmend? Sind sie gerechtfertigt
oder irrational? Wie sehr beeinflussen sie deine Entscheidungen? Hin-
dern sie dich, so zu leben wie du es eigentlich gerne möchtest? Oder
reißen sie dich mit?

Gefühle sind lebendige Kräfte in dir, sie spornen dich an oder bremsen
ab, sie bestimmen, was du tust und lässt, weit mehr als deine logischen
Gedanken. Sie können dich über dich selbst hinauswachsen lassen, dir
ungeahnte Kraft geben, wenn sie mit deinem Selbst übereinstimmen.

Löwe

Ich brülle euch an,
meine Feinde,
mit all meiner Kraft –
nehmt euch in Acht
oder
zerfallt zu Asche.

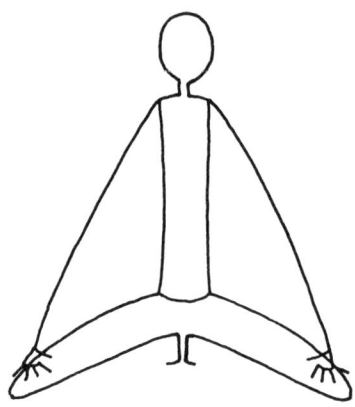

Anleitung

Im Fersensitz die Knie grätschen, die Füße bleiben zusammen, Zehen aufgestellt. Die Hände liegen weit gespreizt auf den Knien. Mit einigen tiefen Atemzügen steigert man die Spannung im Körper – schnellt dann mit einem lauten Schrei kraftvoll nach vorne auf die Hände und streckt dabei die Zunge übers Kinn und rollt die Augen nach oben.

Tapferkeitshaltung

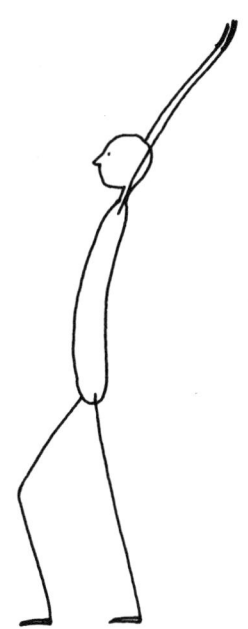

Tapferkeit
fällt mir schwer.
Mein Leib ist ungeschützt
ausgeliefert,
doch
Kraft fließt durch alle
Glieder.
Du gibst mir
Rück-halt.

Anleitung

In Schrittstellung gehen und das vordere Bein etwas ein-
beugen. Das Gleichgewicht finden (eventuell das vordere
Bein weiter nach außen stellen). Die Daumen verhaken
und die Arme neben die Ohren heben, dann sanft das
Brustbein heben, die Arme nach hinten ziehen und sich
mit angespanntem Gesäß leicht zurücklehnen.

Katze

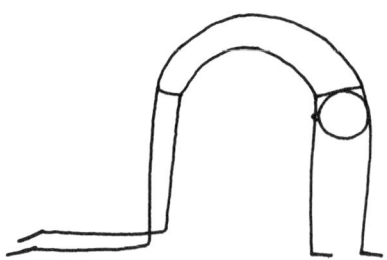

Mein Rücken
trägt manche Last,
lädt sich zu viel auf,
bis ich mich fast
nicht mehr beugen kann.
Jetzt
schüttle ich alles ab,
löse mich
immer wieder
von meinen Altlasten.
Bis
Du
mich neu machst.

Anleitung

Im Vierfüßerstand die Arme senkrecht stellen, Ellbogen
leicht nach außen gedreht, Beine unter den Hüften.
Ausatmend den Kopf zwischen die Arme ziehen, Blick
zum Bauchnabel, das Gesäß anspannen und das Becken
zum Brustkorb kippen. Einatmend nach vorne blicken –
die Wirbelsäule schwingt.

2. ANSCHLUSS AN DIE EIGENE KRAFT FINDEN

Hinführung

Die eigene Kraft finden – ein frommer Wunsch? Sicher nicht immer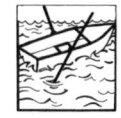
so möglich, wie wir es uns wünschen, doch auch nie ganz unmöglich. Anspannen, sich ausdehnen, die momentane Kondition erproben, ohne sich zu übernehmen, weckt die in jedem wohnende Kraft. Mithilfe dieser Kraft können Grenzen erweitert werden, der Horizont ändert sich, Neues wird möglich und alte Muster lösen sich auf.
Das bedeutet nicht nur, dass ein Mensch leistungsfähiger wird, sondern zuallererst, dass er beginnt, mit seinen Talenten zu wuchern. Gott hat ihm dies und jenes als sein Erbe mit auf den Weg gegeben und erwartet, dass diese Gaben nicht vergraben bleiben, sondern ans Licht kommen. Sinngemäß spricht man im Hinduismus vom Dharma, d.h. der Bestimmung jedes Lebewesens. Dort hält man ein Leben für verfehlt, wenn die eigentliche Bestimmung nicht gefunden wird.
Ein kraftvolles Leben speist sich aus der Sicherheit, den richtigen Weg zu gehen. Man erlebt und akzeptiert die eigenen Grenzen und Möglichkeiten und wächst daran. In den folgenden Übungen können Sie sich selbst mit Fragen prüfen wie: Wie gehe ich in dieser Haltung mit mir um? Spüre ich, dass mein Atem stockt? Dass die Muskeln sich verkrampfen? Dass ich das Gesicht verziehe? Usw.
In einer Übung sollte man zwar seine Kraft spüren, aber sich nicht überfordern. Grenzen können nicht jäh überschritten werden, ohne dass Schmerzen auftreten, ein deutliches Signal, dass man sich wenig einfühlsam seinem Körper – sich selbst – gegenüber verhält.

Sich Raum nehmen – im Liegen

In dieser Übung ist es möglich, den Wechsel zwischen nach außen strebender Kraft und dem Rückzug in das eigen Zentrum zu erfahren. Das Zentrum meint die Leibmitte des Menschen, den Beckenraum, aus der heraus die Kraft für alle Bewegungen fließt.

Alle Teilnehmer liegen auf dem Rücken, der Nacken sollte dabei immer gestreckt sein, d.h. das Kinn wird etwas zum Brustbein gezogen. Die Arme liegen neben dem Körper, die Beine nebeneinander. Der Gruppenleiter regt an, zunächst Länge und Breite des eigenen Körpers zu spüren und sich ein inneres Körperbild vorzustellen.

Jetzt werden die Beine gegrätscht und die Arme nach rechts und links ausgestreckt. Noch einmal erinnert der Leiter an das Erspüren der eigenen Mitte, aus der heraus und zu der zurück die Bewegung jedes Mal wieder führt.

Nun dehnen sich die Teilnehmer aus ihrer Mitte heraus aus, d.h. sie schmiegen den unteren Rücken an den Boden, um ein Hohlkreuz zu vermeiden, schieben dabei die Fersen kräftig aus und versuchen, die bis in die Fingerspitzen durchgestreckten Arme weit nach rechts und links zu dehnen. Das Kinn bleibt leicht angezogen. Nach der Ausdehnung in den Raum entspannt man Arme und Beine mit einem Ausatmen und spürt, wie die Kräfte in die eigene Mitte zurückfließen.

Um das Atmen nicht zu vergessen, bietet es sich an, im Atemrhythmus zu üben, also sich einatmend auszudehnen und ausatmend innezuhalten: einatmend fließt Kraft durch den Körper, ausatmend zieht sich die Kraft in die Leibmitte zurück. Die Gruppe kann diese Übung einige Zeit schweigend wiederholen, nur wenn sich Fehler einschleichen, greift der Leiter ein.

Der Leiter beendet die Übung schließlich, indem er die Teilnehmer Beine und Arme wieder zurücklegen lässt und sie noch einmal bittet, ihr inneres Körperbild, so wie die Übung es verändert hat, wahrzunehmen. Damit ist die Körpererfahrung abgeschlossen und die Reflexion kann beginnen. Der Leiter wird beobachtet haben, dass jeder die Übung anders vollzieht, im Gespräch kann er die Selbstklärung des Übenden durch seine Beobachtung unterstützen. Grundsätzliche Fragen nach der Übung sind: Was ist leicht gefallen? Was war schwer? Konnte das Zentrum erspürt werden? Wenn die Teilnehmer nicht schon selbst den Zusammenhang mit ihrem Alltag verbalisiert haben, sollte der Leiter dies anregen: Wie viel Platz darf man sich nehmen? Darf man sich zurückziehen? Und wer verbietet oder erlaubt das?

Depressiv gestimmten Menschen ist es manchmal nicht möglich, sich überhaupt aktiv auszudehnen, für sie reicht es schon, sich nur in die Haltung mit den ausgebreiteten Armen und Beinen zu begeben und wahrzunehmen, wie sich das anfühlt. Sie würden sich ja gerne entfalten, doch ihnen fehlen Wille und Kraft dazu. Sie kann der Leiter nur wohlwollend begleiten, sein Mitgefühl und seine Akzeptanz sind die wichtigste Hilfe für solche Menschen.

Sich Raum nehmen – im Stand

Diese Übung ist differenzierter als die vorhergehende, arbeitet man hier doch mit drei Dimensionen, der Standfestigkeit und der richtigen Körperhaltung. Der Leiter achtet auf die exakte Ausführung der Haltung.
Der Sinn dieser Übung gleicht der vorhergehenden. Deutlicher erfahrbar ist allerdings, dass ohne fließende Kraft das Halten der

Stellung ermüdend ist, die einzige Frucht wird ein Muskelkater sein. Erst die Hingabe, die Akzeptanz der geforderten Aufgabe lässt den Widerstand schmelzen, die Kraft dafür frei strömen.

 Zunächst stehen alle Teilnehmer mit geschlossenen Füßen, um dann mit einem kleinen Hüpfer in die Grätsche zu springen, dabei zeigen die Fußspitzen weiter geradeaus. Alle Kraft fließt auch diesmal wieder aus der Leibmitte, und zwar zuerst abwärts gerichtet in die Beine und Füße. Dies gelingt einfach, indem das Gesäß fest und immer fester zusammengezogen wird, wodurch sich die Oberschenkel mit anspannen. Nun stellt man sich vor, man wolle die Knie nach außen drehen, ohne dies wirklich zu tun, sodass auch die Unterschenkel mitarbeiten. Schließlich belastet man die Außenkanten der Füße und greift mit den Zehen in den Boden. Die ganze untere Körperhälfte steht stabil und kraftvoll.

Jetzt fließt die Kraft aufwärts: Die Arme werden nicht mehr als schulterhoch angehoben und nach rechts und links ausgestreckt, wobei die Finger geschlossen sind. Man zieht die Arme etwas nach hinten, damit die Schulterblätter zusammenkommen und helfen, die schweren Arme zu tragen. Dadurch kann man die Arme noch kräftiger nach den Seiten dehnen. Das Kinn bleibt leicht zur Brust gezogen, damit der Nacken sich streckt, der Scheitel ist der höchste Punkt und strebt weiter nach oben.

Man versucht, die Stellung einige – etwa fünf bis zehn – Atemzüge lang zu halten und springt mit einem Ausatmen wieder mit einem entspannten kleinen Hüpfer zurück in die Ausgangsstellung. Jetzt lohnt es sich, der noch deutlich wahrnehmbaren Kraft nachzuspüren sowie sich das veränderte innere Körperbild vorzustellen.

Die Haltung wird meistens als anstrengend beschrieben, was verschiedene Interpretationen zulässt, denen man im Gespräch nachgehen könnte. Vielleicht hat jemand nicht wohlwollend, sondern gewaltsam versucht, sich auszudehnen und ist übers Ziel hinausgeschossen. Vielleicht hat der Körper einfach sehr wenig Muskulatur, die sich durch entsprechende, vorerst als anstrengend erlebte Übungen erst aufbaut.

Erst der Fortgeschrittene wird dahin kommen, die Haltung kraftvoll, aber anstrengungslos auszuführen. Sie erfordert eine konzentrierte Hingabe, ohne Gewalt sich selbst gegenüber.

Von dieser Überlegung aus lässt sich leicht die Brücke zum Alltag schlagen: Wie gehe ich da mit mir um? Kraft kann verkümmern, sodass mir alles schwer fällt und ich den Alltag unter Umständen kaum meistere. Sie kann aber durch entsprechende Praxis auch wachsen, sodass ich meine Aufgaben leicht bewältigen und dabei meine Talente entfalten kann.

Jeder Mensch hat für seinen Lebensweg Kraft mitbekommen, sein Leben zu gestalten, als ein grundsätzliches Talent, mit dem er wuchern könnte. Er hat ein Recht zur Selbstentfaltung, sich selbst auszudehnen, wie in der eben beschriebenen Stellung, in der er seinen Körper entfaltet und sich damit viel Raum genommen hat.

Vielleicht gibt es Situationen, in denen es den Teilnehmern schon leicht fällt, sich Raum zu nehmen, oder in denen sie dazu neigen, sich zu sehr breit zu machen, den anderen keinen Platz mehr zu lassen. Vielleicht sind manche Talente schon gut entwickelt, andere noch gar nicht entdeckt. All dies könnte Inhalt eines Abschlussgesprächs nach der Übung sein.

Kraft für ein Ziel spüren

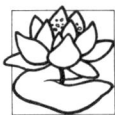 Ein Ziel ins Auge fassen und es mit aller Kraft – nicht Gewalt – verfolgen, beharrlich bleiben, sich nicht abspeisen lassen. Wissen, dass man es verdient hat, ans Ziel zu kommen, dass man erreichen darf, was einem zusteht. Es tut gut, in einer Übung zu erfahren, dass das stimmt, und dabei zu testen, ob der eigene innere Kompass in Richtung des vorgestellten Ziels zeigt. In der im Folgenden beschriebenen Haltung kann jeder spüren, ob die wahrnehmbare Kraft ausreicht, um zum Ziel zu kommen, oder ob er sich bei der Vorstellung schwach fühlt und besser eine andere Richtung einschlüge.

Die Übung heißt »Schütze«, ihr Vorbild ist ein Bogenschütze, der zwar kraftvoll, aber doch mit Leichtigkeit seinen Bogen spannt und sein Ziel fixiert. Weder im Kopf noch im Körper gibt es Anzeichen von Verkrampfung.

 Wie die vorherige Asana wird auch diese Stellung aus der Mitte heraus aufgebaut. Mit einem lockeren Hüpfer gehen die Teilnehmer in die Grätsche, um dann die untere Körperhälfte durch Anspannen des Gesäßes zu stabilisieren. Der Rücken ist gerade aufgerichtet. Nun hebt man einen Arm bis auf Schulterhöhe an. Dieser Arm symbolisiert den Pfeil des Bogenschützen, darum sind die Finger geschlossen und die Hand gestreckt. Der Blick richtet sich über dem zur Seite gestreckten Arm aus, das Kinn wird dabei leicht nach unten gezogen.

Dann legt man die andere Hand ans Handgelenk des gestreckten Arms und stellt sich vor, den Bogen zu spannen, indem die Hand über den Arm und den Schultergürtel zur seitengleichen Schulter zieht. Der zweite Arm ist jetzt angewinkelt, wobei der Oberarm in einer Linie mit dem gestreckten Arm bleibt und die Hand locker auf der Schulter liegt. Dabei zieht man die Schulterblätter zusammen, sodass die Arme nicht so schwer zu halten sind, gleichzeitig mehr Kraft zu spüren ist und der Brustkorb sich weit öffnet. Die Augen fixieren einen Punkt.

Nun kann man seine Stellung auf verschiedene Aspekte abklopfen: Wie viel Kraft fließt angesichts des vorgestellten Ziels durch den Körper? Wehrt sich etwas im Körper gegen das Ziel? Ist das Bemühen verkrampft? Stockt der Atem? Verzieht sich das Gesicht? Macht es keinen Spaß, so zu stehen?

Vielleicht hat sich zu viel Spannung im Körper aufgebaut und man fühlt sich überfordert? Dann sollte man sofort ein wenig nachgeben.

Nach einigen ruhigen Atemzügen sinken die Arme mit dem Ausatem und die Beine entspannen sich. Der Körper braucht eine kleine Pause, um wieder ganz in die Mitte zu kommen. Anschließend wird der Bogen auf der anderen Seite gespannt.

Die Übung eignet sich gut, um seine Pläne zu überprüfen oder um das gewählte Ziel nicht aus den Augen zu verlieren. Die Konzentration spielt dabei eine besondere Rolle, sie ersetzt den nur vorgestellten Pfeil und fliegt genau ins Ziel. Wirbelnde Gedanken finden keine Beachtung, es geht nur darum, das für sich selbst bestimmte Ziel anzuvisieren. Alle Gedankenkräfte sammeln sich auf einen Punkt hin.

In der Reflexion sollte nicht unerwähnt bleiben, dass trotz manchmal großer Anstrengung nicht alles machbar ist, dass Fehlschläge normal sind. Diese Überlegung sollte aber keineswegs entmutigen, sondern nur daran erinnern, dass letztlich Gott über Erfolg und Misserfolg entscheidet, aber dadurch auch ein Misslingen näher zum Ziel führen kann.

Opfer kosten Kraft

Die Opferhaltung ist zunächst sehr einfach einzunehmen und wirft in ihrem Fortgang ein Schlaglicht darauf, wie anstrengend es ist, ein Opfer zu bringen. Ähnlich wie bei der vorherigen Übung kann man auch hier mit der Vorstellung, einem Gedankenbild, arbeiten. Diesmal liegt das Ziel nicht darin, etwas zu erreichen, sondern etwas aufzugeben, loszulassen.

Man beginnt diese Asana im Kniestand, eine Haltung, die ausdrückt, dass man sich vor etwas Größerem klein macht, gleichsam die eigene Kleinheit akzeptiert: Ich stehe dazu, dass ich nicht alles kontrollieren und bestimmen kann, sondern dass es eine Kraft gibt, die größer ist, als ich – die Kraft, die mich so geschaffen hat, wie ich bin. Ich nenne sie Gott.

Mit dieser Einsicht geht die Erkenntnis einher, dass man möglicherweise nicht alles erreichen kann, was man möchte, dass man sich beschränken muss und verzichten. Verzichten auf das, was man eigentlich vom Leben erwartet hat, was einem zugestanden hätte – was man nicht mehr einholen kann: die unerfüllten Kinderwünsche, Sehnsucht nach unendlicher Geborgenheit, Glück, Zufriedenheit, Liebe ...

Solche Vorstellungen loszulassen, man könnte auch sagen »Verhaftungen aufzugeben«, ist sehr schwer. Der Körper lässt es in der folgenden Haltung spüren: Im Kniestand streckt man die Arme in Schulterhöhe aus und legt die Hände so ineinander, dass sie einer kleinen Schale gleichen. Jetzt folgt der anstrengende Teil der Übung, der kraftvoll ausgeführt wird, so weit der Atem ruhig fließt. Das Gesäß wird zusammengezogen, um den unteren Rücken zu stützen. Nun lehnt sich der Opfernde ein wenig nach hinten, ohne im unteren Rücken abzuknicken: Rücken und Oberschenkel bleiben in einer Linie. Sofort spürt man die Anspannung der Beine und der Rumpfmuskulatur. Auch der Gleichgewichtssinn muss arbeiten, damit man nicht nach hinten umkippt.

Nach einigen Atemzügen richtet man sich auf und lässt die Arme sinken. Um sich mehr in die Haltung einzuleben, ist es sinnvoll, sie mehrmals zu wiederholen. Dabei darf kein Krampf auftreten und das Gesicht könnte sogar lächeln.

Eine Einsicht ist deutlich spürbar: Etwas oder sich selbst zu opfern strengt an. Dabei wirkt die Haltung rein optisch leicht – wie ja auch demjenigen, der sich für andere opfert, niemand etwas anmerkt. Er selbst fühlt sich jedoch vielleicht ausgelaugt und unzufrieden, weil er sich selbst nicht nimmt, was er bräuchte.

Vielleicht ist es sogar so, dass jemand nach dieser Übung entdecken kann, dass die Anstrengung, die er an bestimmten Punkten seines Lebens empfindet, daraus resultiert, dass er sich in einer Opferhaltung befindet. Einem solchen Menschen können die vorher beschriebenen Übungen helfen, aus seiner typischen Haltung herauszukommen, um den Raum einzunehmen, der ihm zukommt.

BESINNUNG: DIE MITTE

Spüre deinen Atem und atme ein paar Mal lange aus. Atme dabei alle Sorgen, alle Spannungen, alle Probleme aus. Spüre den Atem dann in deinem Bauch, wie die Bauchdecke sich hebt und senkt – immer wieder. Sei mit deiner ganzen Aufmerksamkeit hier im Bauchraum und spüre, wie das gleichmäßige Atmen dir Kraft und Ruhe schenkt. An diesen Ort in deiner Leibmitte kannst du dich immer zurückziehen, wenn du neue Energie brauchst.

Wenn du deine Mitte gut fühlen kannst, versuche sie dir vorzustellen. Welche Form hat sie? Welche Farbe? Wenn du sie berühren kannst, wie fühlt sie sich an? Ist sie leicht oder schwer? Wie groß ist sie?

Hat sie einen bestimmten Klang, den du entweder anschlagen kannst oder der aus ihrem Inneren zu hören ist? Möglicherweise duftet deine Mitte. Kannst du so etwas wahrnehmen? Riecht es nach Blumen oder der Weite des Meeres?

Und was könnte wohl in deiner Mitte sein? Überlege, wie du hineinkommen könntest: Einfach durch die Wand? Oder brauchst du einen Schlüssel oder ein Zauberwort, um einzutreten? Du hast jetzt Zeit auszuprobieren, wie es am besten geht.

Wenn du es geschafft hast, in deine Mitte hineinzukommen, sieh dich gut um. Was fällt dir auf? Wie fühlst du dich hier, in deiner Mitte? Ist noch jemand außer dir zu Hause? Hast du Boden unter den Füßen oder schwebst du? Was interessiert dich sonst noch an deiner Mitte?

Versuche die Kraft und Ruhe dieses Ortes zu spüren. Nimm seine vielen positiven Energien in dich auf.

Verlasse dann deine Mitte so, wie du hineingekommen bist. Spüre deinen Atem, der immer noch an dieser Stelle schwingt und dehne dich mit dem Einatem wieder in deinem ganzen Körper aus. Stell dir vor, wie dich dabei frischer Sauerstoff belebt und weckt.

Vielleicht hat sich dein Körpergefühl geändert. Spüre dem nach, während du jetzt anfängst, dich zu bewegen, zu recken und strecken, bis du dich wieder aufrichtest.

Weit und kräftig

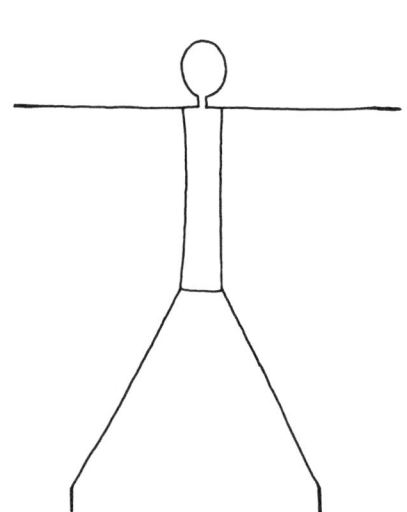

Kraftvoll
ausgespannt,
angespannt.
So viel Kraft in mir ...
ich lächle ihr zu –
keine Gewalt! –
Kraft ...

Anleitung

In die Grätsche hüpfen, Fußinnenkanten parallel. Die Kraft fließt aus der Leibmitte – das Gesäß fester und fester anspannen, bis sich die Beine mitspannen, Fußaußenkanten in den Boden drücken. Die Arme ausbreiten, Schulterblätter zusammenziehen, Hände bis in die Fingerspitzen gestreckt, Kinn leicht zum Brustbein gezogen. Der Atem fließt.

Schütze

Den Bogen spannen,
das Ziel vor Augen,
kraftvoll,
konzentriert.
Mein Wille – der Pfeil.

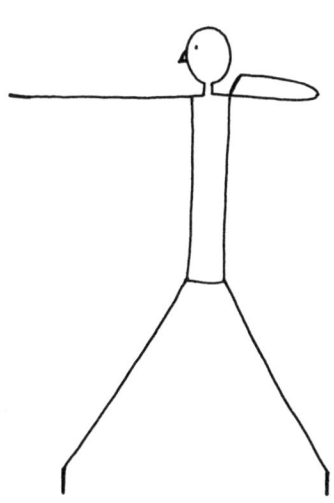

Anleitung

In die Grätsche springen. Gesäß zusammenziehen, bis die
Beine sich anspannen, Außenkanten der Füße in den Boden.
Einen Arm zur Seite strecken, Hand des anderen Arms
an Handgelenk legen, den vorgestellten Bogen spannen,
indem man die Hand über den Arm, die Schlüsselbeine,
zur Schulter zieht und dort die Fingerspitzen aufsetzt. Blick
über den gestreckten Arm aufs Ziel richten.

Opferhaltung

Ein Opfer
macht mich stark.
Ich lehne mich zurück
und halte es
Dir entgegen.
Die Anstrengung
ist so groß –
wie mein Opfer.
Nimm beides –
nimm mich –
an.

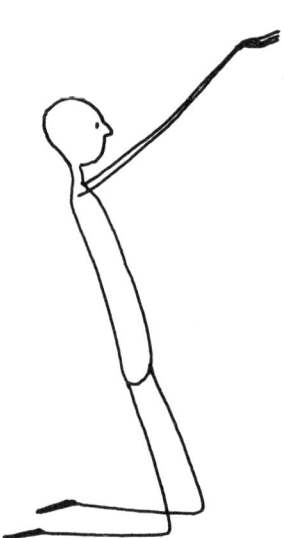

Anleitung

In den Kniestand gehen, das Gesäß zusammenziehen
und sich sanft mit geradem Rücken nach hinten
lehnen. Die Arme nach vorne strecken, Schulterblätter
zusammenbringen, die Hände zu einer Schale geformt
ineinander legen.

3. SELBSTVERWIRKLICHUNG

Hinführung

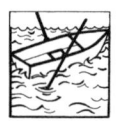

Das Leben verläuft in Gegensätzen wie Wachen und Schlafen, Ein- und Ausatmen oder Sich-Behaupten und Nachgeben. Wer nur eine Seite des Lebens zulässt, kommt aus dem Gleichgewicht: Wer kann schon immer stark sein? Immer kontrolliert? Oder auch immer nachgiebig? Es ist offensichtlich, dass Menschen, die sich so verhalten würden, daran erkranken – körperlich oder seelisch.

Wir brauchen einen Ausgleich. Wer viel sitzt, braucht Bewegung, wer seinen Körper stark fordert, sehnt sich nach Ruhe. Eine alte Regel klösterlichen Lebens lautet: »ora et labora«, bete und arbeite, eine heilsame Regel, die die Pole von Passivität und Aktivität integriert. Beides ist Gottesdienst, wenn die richtige innere Einstellung dazukommt. Auch der Weg des Yoga kennt beide Pole und bezeichnet sie als Bhakti-Yoga, die liebende Hingabe an Gott, und Karma-Yoga, der selbstlose Dienst in der Welt. Die großen Religionen empfehlen im Allgemeinen, diese beiden Pole zu integrieren und dadurch Heil zu erreichen.

Selbstverwirklichung, um die es in diesem Kapitel gehen soll, bedeutet die Integration unserer verschiedenen Seiten, der starken und schwachen, der hellen und dunklen, der schönen und hässlichen. Wahre Selbstverwirklichung, nicht Egoismus, lässt den inneren Kern des Menschen aufleuchten – wie das Licht, das man unter dem Scheffel hervorholt.

Die folgenden einfachen Übungen lassen Polaritäten spürbar werden und darüber hinaus erfahren, welchen Seiten an sich selbst man sich näher fühlt und welche man eigentlich ablehnt oder noch nicht entwickelt hat.

Öffnen und schließen

 Eine ganze Reihe von Übungen können das Thema »Öffnen und Schließen« erfahrbar machen. Vielleicht wäre es einen Versuch wert, einer Gruppe die Aufgabe zu stellen, Öffnen und Schließen mit selbst gewählten Gesten und Bewegungen darzustellen. So könnte man ganz einfach die Augen auf- und zumachen, oder den Mund. Man kann die Hände vors Gesicht halten und wieder sinken lassen usw.

 Eine einfache Übung für alle könnte folgende sein: Die Hände werden auf den Scheitel gelegt, die Ellbogen schließen sich vor dem Gesicht und öffnen sich wieder, indem sie so weit es geht nach hinten gezogen werden. Die Ellbogen verschließen, wenn sie zusammenkommen, die Sicht: sowohl von außen, denn der Blick auf das Gesicht ist versperrt, wie auch von innen, vom Übenden her, der nichts mehr sehen kann.
Zusätzlich verengt sich der Schultergürtel und damit der Brustkorb, der obere Rücken dehnt sich etwas. Diese Position entspricht dem Ausatmen und Loslassen, bis der Impuls zum Einatmen kommt. Dann öffnen sich die Ellbogen so weit es möglich ist, ein Gesicht zeigt sich, ein ganzer Mensch wacht auf, der Brustkorb hebt und dehnt sich und empfängt den Atem.

In der Reflexion ist die erste Frage: Was war angenehm, was war unangenehm? Möglicherweise wird das Öffnen als anstrengender empfunden – woran könnte das liegen? Vielleicht empfindet jemand das Schließen als zu eng. Je nach Tagesform kann die Vorliebe für das eine oder das andere sich ändern.
Bewegungen, die den Brustkorb öffnen, wirken aktivierend, Übungen, die den Rücken dehnen, beruhigen. Der regelmäßige Wechsel

zwischen beiden Bewegungen bringt den Menschen ins Gleichgewicht.

Durch ständige Fehlhaltungen kommt der Mensch aus dem Gleichgewicht: Lässt er den Rücken rund werden, wie es zum Entspannen wohltuend sein kann, so befindet er sich dauernd in einer Ruheposition. Seine Muskeln passen sich an, sodass es ihm immer schwerer fällt, sich aufzurichten. In solch einer gebeugten Haltung ist es schwierig, dynamisch und sich selbst behauptend durchs Leben zu schreiten.

Denken wir noch einmal zurück an unsere Bemerkungen über den Körper als Tempel Gottes: Ein Tempel, der zwar sauber geputzt ist, dafür aber beinahe zusammenbricht, weil die Konstruktion, die Balken überlastet sind, dient kaum dem Lob Gottes. Unsere Muskeln modulieren unser Skelett, sozusagen die Balken des Tempels. Darum ist es wichtig, seinen Körper zu pflegen, ihn achtungsvoll und sorgsam zu behandeln, nicht nur reinigend, sondern auch kräftigend.

Rechts und links

Alles hat zwei Seiten – auch der Mensch. Man muss nicht gleich  wertend von Schattenseiten reden, es genügt erst einmal festzustellen, dass wir mal so und mal so reagieren, je nachdem welche unserer Seiten gerade die Überhand gewinnt. In zahlreichen Asanas werden die rechte und die linke Seite angesprochen. Hier soll ein Beispiel genügen, um die Seiten erfahrbar zu machen. Die Teilnehmer können ergänzen, was ihnen dazu einfällt.

Die Stellung heißt der Halbmond und ist eine bekannte Yoga-Übung mit vielen Varianten. Hier wird sie wegen ihrer schönen Symbolik und physiologischen Wirkung vorgestellt.

Die Füße stehen geschlossen nebeneinander, wer Probleme mit dem Gleichgewicht hat, sollte sie allerdings lieber etwas weiter auseinander setzen. Das Gesäß wird zusammengezogen, um den Rücken zu stützen. Nun heben sich die Arme in weitem Bogen über die Seiten nach oben, bis sich die Handflächen über dem Kopf gegeneinander legen. Zuerst zieht man den Körper lang nach oben, indem man mit den Händen Richtung Decke strebt und die Flanken dehnt, die Arme liegen dabei dicht neben den Ohren.

Dann neigt sich der Oberkörper aus der Hüfte zur Seite – ohne sich dabei zu verdrehen! Man steht gleichsam wie zwischen zwei Scheiben. Besonders der Einatem ist in der jetzt gedehnten Seite gut zu spüren, die Zwischenrippenmuskeln dehnen sich, sodass der Brustkorb flexibler wird. Die Wirbel werden ebenfalls auseinander gezogen, sodass die Nerven des Rückenmarks Platz bekommen, gleichzeitig wird die Rückenmarksflüssigkeit angeregt.

Während der Übung bleiben beide Füße in festem Bodenkontakt, die Knie sind elastisch, nicht durchgedrückt. Die Dehnung kann noch intensiviert werden, indem man die Außenkante des Fußes auf der gedehnten Seite in den Boden drückt.

Die Durchblutung der Schultern ist durch die intensive Streckung der Arme nach oben abgeschnürt, man kann die Haltung aber gut drei- oder viermal zu jeder Seite einnehmen, ohne sich zu verkrampfen, am besten indem man jeweils auf der Seite einatmet, in der Mitte ausatmet.

In der Mitte wird die Übung auch mit einem Ausatmen beendet, wobei man die Arme sinken lässt. Besonders angenehm erlebt man nun die Blutzufuhr im Schultergürtel.

Der Halbmond gleicht Aktivität und Passivität aus. In Asien spricht man von Yin und Yang und ordnet in diesem System die rechte Körperhälfte Yang, die linke Yin zu, Yang ist aktiv, Yin ist passiv. Es sind die männlichen, starken und antreibenden Kräfte auf der einen, die weiblichen, nachgebenden und empfangenden auf der anderen Seite. Durch das Dehnen der Körperhälften kommen sie ins Gleichgewicht, harmonisieren sich.

An diesem Punkt lassen sich individuell wie auch in der Gruppe eigene Erfahrungen reflektieren: Welche Seite überwiegt in mir? Wie gehe ich mit meinen Schwächen um? Erlaube ich mir Stärke? Welche Seiten nehmen die anderen an mir wahr? Welche Seiten kenne nur ich? Was schlummert in mir und möchte geweckt werden?

Die Haltung des Halbmondes passt schön zu den Zeilen von Matthias Claudius:

> *»Seht ihr den Mond dort stehen?*
> *Er ist nur halb zu sehen*
> *und ist doch rund und schön.*
> *So sind wohl manche Sachen,*
> *die wir getrost belachen,*
> *weil unsre Augen sie nicht sehen.«*

Oben und unten

Der Mensch ist ausgespannt zwischen Himmel und Erde, oben und unten. Entlang der Schwerkraft richtet er sich auf, gelangt so in die Vertikale – eine relativ anstrengende Körperhaltung. Ein kleiner Versuch zur Bedeutung des Aufrichtens: Etwas in die Hocke gehen und dann die Füße fest in den Boden drücken. Reflexartig richtet sich der Körper auf, wächst dabei gleichsam aus der Erde zum Himmel. Aus der Kraft der Erde geschieht Wachstum – der Himmel zieht den Menschen an wie das Licht die Pflanze.

Ein Mensch, der sich sowohl von der Erde getragen wie vom Himmel gehalten weiß, kann ruhig und vertrauensvoll seinen Weg gehen. Er weiß, dass die Haare seines Hauptes gezählt sind, dass sein Fuß nicht an spitzen Steinen straucheln wird (Ps 91,12; Lk 12,7). Möglicherweise kann die folgende Übung dieses Vertrauen in die Kräfte des Himmels und der Erde spürbar werden lassen. Die Aufgabe des Leiters besteht darin, die Fantasie der Teilnehmer anzuregen, indem er die Vorgänge möglichst plastisch schildert.

 Die Gruppenmitglieder stehen bei dieser Visualisierungsübung im Kreis, die Füße beckenbreit auseinander, die Fußspitzen schauen nach vorne. Die Augen sind möglichst geschlossen, sodass man sich besser auf die inneren Vorgänge konzentrieren kann.
Die Aufmerksamkeit richtet sich zuerst auf die Füße, die fest auf dem Boden stehen. Nun stellt man sich vor, dass Wurzeln aus den Fußsohlen in den Boden wachsen. Sie durchdringen Schlamm und Geröll, verästeln sich in der warmen, dunklen Erde, bis feine Haarwurzeln entstehen. Durch sie wird Nahrung aufgenommen, die wie ein Kraftstrom durch das Wurzelsystem nach oben fließt, die Fußsohlen erreicht und durch die Fußsohlen in die Beine gelangt.
Der Kraftstrom erreicht die Knie, die nicht durchgedrückt sein dürfen, damit die Kraft nicht blockiert wird. Zur Kontrolle kann man die Knie ein oder zwei Mal durchdrücken und wieder locker lassen, um dann mit gelösten Knien zu stehen. Nun fließt die Kraft weiter nach oben zum Beckenboden, in den Bauchraum und von da aus durch den Rücken weiter, wobei sich der Brustkorb hebt, indem die Wirbelsäule sich aufrichtet und die Schultern nach hinten und unten sinken. Der Nacken streckt sich, indem man das Kinn ein wenig zum Brustbein zieht, sodass auch hier der Kraftstrom nicht blockiert wird, sondern ungehindert dem Scheitel, dem höchsten Punkt des Körpers, zufließen kann. Über dem Scheitel kann sich der

Übende ein Licht vorstellen, das ihn himmelwärts zieht und auf diese Weise aufgerichtet in der Vertikalen hält.

Der richtige Stand sollte anstrengungslos gehalten werden können, alle Gelenke fühlen sich elastisch an. Die Muskeln unterstützen nur die Aufrichtung der schön aufeinander gestapelten Knochen. Der Atem fließt ungehindert ein und aus, vielleicht verbunden mit der Vorstellung, dass er frei durch den ganzen Körper fließen könne.

Nach der Übung kann die Selbstwahrnehmung der Teilnehmer zum Thema werden: Wie beeinflusst die Haltung meine Stimmung? Bin ich bereit, mich so offen zu zeigen, wie es die Stellung verlangt? Finde ich Kontakt zum Boden, zur Erde darunter? Kann ich mich in der Mitte zwischen Himmel und Erde spüren? Oder wie sonst? Der Psalmist vergleicht einen standfesten Menschen mit einem Baum (Ps 1,3):

> *»Er ist wie ein Baum*
> *der an Wasserbächen gepflanzt ist,*
> *der zur rechten Zeit Frucht bringt*
> *und dessen Blätter nicht welken.«*

Außen und innen

Der Mensch verwirklicht sich in vielen Dimensionen. Besonders deutlich wird dieser Prozess, wenn wir über Inneres und Äußeres 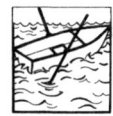 nachdenken, die sich wie ein Hologramm ineinander öffnen und auseinander erschließen. Beides hat seine Ordnung, seine Gesetze, nach denen wir uns strukturieren.

Mit Selbstverwirklichung hat dies insoweit zu tun, als wir selber es sind, die den Strukturen und Dingen, ob nun inneren oder äußeren, eine Bedeutung zuweisen: Vieles kommt beispielsweise von außen auf uns zu, was wir ignorieren, übersehen – oder aber für wichtig erklären und in unser Leben integrieren wollen. Im Folgenden gehen wir dem Gedanken nach, wie sehr wir eigentlich mit der Welt verwoben sind, ohne es überhaupt zur Kenntnis zu nehmen, und wie wir uns ganz dem inneren Raum zuwenden können.

Verwoben mit der Welt

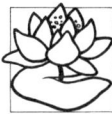 Gibt es eigentlich eine scharfe Grenze zwischen innen und außen? Auf den ersten Blick sicher, und so soll es sein. Es ist wichtig, sich abgrenzen zu können, nicht in den Erscheinungen der Welt, den Überforderungen des Alltags unterzugehen, sondern sich selbst gegen Übergriffe zu behaupten, seine Grenzen zu verteidigen, selbst wenn das manchmal schmerzhaft sein kann.

Sehen wir aber einmal genauer hin und stellen ein paar Überlegungen über unsere äußere Begrenzung, die Haut an. Sie begrenzt zwar unseren Körper, doch dient sie auch dem Austausch, dem Stoffwechsel, reagiert dabei auf äußere Reize wie auf innere. Auf der Haut verdunstet Wasser. Wir atmen die Wassermoleküle unserer Nachbarn ein – und nehmen dabei wahr, ob zwischen ihnen und uns »die Chemie stimmt«. – Berührt uns ein geliebter Mensch, spüren wir seine Berührung nicht nur oberflächlich auf der Haut, sondern sie dringt tief in unsere Seele und macht uns glücklich. Unser Empfinden ist nicht jenseits der Haut zu Ende: Ein Blick auf den Rücken hat wohl jeden schon einmal zum Umdrehen gebracht. Wo ist unsere wirkliche Grenze? Was hat der Blick berührt?

Auf welch einfache Weise wir mit der Welt verwoben sind, uns selber verweben und eingeben bzw. andere in uns aufnehmen und einweben, macht besonders der Atem deutlich. Wenn man genau hinsieht, gibt es nur den steten Wechsel: Ein Luftstrom fließt durch zwei kleine, immer offene »Tore«, die Nasenöffnungen, in die Lunge. Verbrauchte Luft strömt aus – was innen war, kommt nach außen, vermischt sich. Ein so banaler Vorgang, dass man ihn oft einfach übersieht.

Oder wie ist es mit dem Essen, das wir teilen? Wenn wir etwa vom selben Apfel essen, nehmen wir die in ihm gespeicherte Sonne in uns auf als Energie, die uns zum einen weiterleben lässt, zum anderen aber auch miteinander verbindet. – Noch viel bewusster geschieht dieses Teilen der Substanz im kultischen bzw. mystischen Mahl, wie es alle Religionen kennen. Abendmahl und Kommunion verbinden die Gläubigen im Geist.

In einer Gruppe wäre Gelegenheit, hierüber nachzudenken. Über die geteilte Luft im Raum. Über die Tatsache, dass Austausch ein Grundgesetz des Lebens ist. Man kann auch über die Angewiesenheit des Menschen auf ein Gegenüber, ein Du nachdenken, an und mit dem er reifen und sich selbst entfalten kann. Nicht zu vergessen sind dabei die Schwierigkeiten, die bei diesem Reifungsprozess auftreten können, wenn z.B. das Bedürfnis der Partner nach Nähe und Distanz unterschiedlich ist, sodass der eine sich zurückgesetzt fühlt, während der andere das Gefühl hat, seine Grenze sei schon überschritten. Beide können vielleicht gerade im bewussten Umgang mit dieser Herausforderung an ihren Gegensätzen reifen.

Aus all dem ergeben sich kleine Übungen: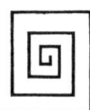
- Die Gruppe könnte ein Mahl miteinander teilen oder auch einfach einen großen Apfel in genügend kleine Stücke schneiden, sodass jeder ein Stückchen bekommt.
- Ein Chor teilt auf besondere Weise den Atemraum; vielleicht hat die Gruppe Lust, einfach nur zu tönen oder einen Kirtan zu singen, um die Wirkung geteilten Atems zu erfahren.

◾ Man könnte auch das Bedürfnis der Einzelnen nach Nähe und Distanz einmal durch Aufstellen der Mitglieder sichtbar machen: ganz nah zusammen, weit auseinander, jeder handelt nach seinem Empfinden.

Die nachfolgende Reflexion sollte wie immer wohlwollend sein und die einzelnen Aussagen nicht bewerten

Rückzug der Sinne

 Neben dem physiologisch bedingten Austausch von Energien begegnet der Mensch seiner Umwelt durch die Sinne, die er sowohl nach außen richten wie nach innen zurückziehen kann. Im Yoga heißt der Rückzug der Sinne Pratyahara. Darum soll es in diesem Abschnitt gehen. Jeder einzelne Sinn wird zuerst bewusst wahrgenommen und dann zur Ruhe gebracht

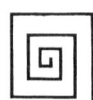 Die Teilnehmer sitzen oder liegen. Der Leiter beginnt die Reise durch die Sinne mit den Augen, unserem ausgeprägtesten Sinn. Zu Beginn richten alle den Blick nach außen, nehmen bewusst wahr, was sie sehen, und versuchen auch den Vorgang des Sehens zu erleben. Dann senken sich die Augenlider entspannt, wie zwei schwere Vorhänge, über die Augen, bis sich der letzte Lichtspalt schließt: Es ist dunkel, der Blick richtet sich automatisch nach innen. Sofort beginnen die inneren Augen zu arbeiten! Den dabei aufsteigenden Bildern wird keine Beachtung geschenkt, man kann sie mit der Feststellung »innere Bilder« immer wieder loslassen. Um vom Vorgang des Sehens wegzukommen, interessiert höchstens die Frage: »Wer lässt diese Bilder entstehen?«
Jetzt spricht der Leiter den Tastsinn an. Es ist möglich, ihn an jeder Körperstelle zu wecken, z.B. indem man versucht, die Berührung

der Kleider zu spüren oder den Boden bzw. den Stuhl unter sich. Auch ob es warm oder kalt ist, stellt der Tastsinn fest. Der Fokus liegt in dieser Übung – im Unterschied zur Entspannung – nicht auf dem Loslassen von Muskeln, sondern nur auf dem Bewusstwerden der Sinneswahrnehmung. Körpersignale werden nur in dieser Hinsicht zur Kenntnis genommen, evtl. begleitet von dem Satz: »Ich fühle ...« Ansonsten wird der nach außen gerichtete Tastsinn ab jetzt nicht mehr besonders beachtet, sondern aus den Gliedmaßen zurückgezogen. Die entsprechende Frage wäre hier wie oben: »Wer fühlt?«

Es folgt das Gehör: Die Teilnehmer sollen sich alle sie umgebenden Geräusche bewusst machen, was am besten durch ein inneres Benennen gelingt. Es gibt Geräusche der Nachbarn, im Zimmer, im Haus und draußen – z.B. Rascheln, Klopfen, Bohren usw. Die zweite Frage ist: Wie weit hinaus reicht der Gehörsinn? Danach lenkt der Leiter die Aufmerksamkeit nach innen, dreht den Vorgang des Hörens um: Tatsächlich ist es möglich, dem eigenen Atemgeräusch nach innen zu folgen. Wieder bleibt die Frage: »Wer hört?«, um den Sinnesvorgang zu beenden:

Der Atem transportiert als letzten Vorgang unserer Sinneswahrnehmungen den Geruch. Eine Aromalampe mit einem angenehmen Duft oder ein Räucherstäbchen vereinfachen diese Stufe und machen gleichzeitig bewusst, wie angenehm schöne Düfte sich auf das Befinden auswirken. Nach der bewussten Wahrnehmung des Riechens bzw. Schmeckens dreht sich der Vorgang der Konzentration wieder um. Es stellt sich wiederum die Frage: »Wer riecht?«

Eine kurze Zeit der Stille ermöglicht es den Teilnehmern nun, konzentriert bei sich zu bleiben und sich selbst weder diskursiv denkend noch durch Sinneseindrücke beeinträchtigt von innen heraus zu erleben.

Anschließend führt der Leiter seine Gruppe behutsam zurück. Am besten spricht er dabei einen Sinn nach dem anderen, diesmal in umgekehrter Reihenfolge, wieder an und lenkt die Aufmerksamkeit zurück nach außen, in den normalen Wachzustand.

In der Auswertung können Schwierigkeiten benannt werden, wie z.B. das Unvermögen, die Sinne tatsächlich zu vergessen bzw. auszublenden. Vielleicht gab es aber auch erste Erfolge, ein Gefühl von friedvoller Abgeschiedenheit, eine Art Vision oder ein Farberleben; das Erleben der einzelnen Sinne kann unterschiedlich gewesen sein, die Bedeutung der Sinne wurde klarer. Möglicherweise hat auch jemand Zugang zu dem gefunden, »der sieht, fühlt, hört und riecht«.

BESINNUNG: MEIN LEBENSBAUM

Wenn du dich auf den Weg zu dir selbst machst, dich selbst besser kennen lernen willst, dann kann es eine schöne Aufgabe sein, dich mit deinem Lebensbaum zu beschäftigen. Er vereint alle Aspekte, die wir im letzten Kapitel angesprochen haben, er entwickelt sich aus deinem Inneren nach außen, nach oben und unten, rechts und links, kann sich öffnen oder verschließen.

Nimm dir also etwas Zeit, deinen Lebensbaum zu malen. Diesmal können es ruhig ein Zeichenblock sein und schöne Stifte, die du dir gönnst.

Vielleicht entsteht dein Baum spontan und schnell, du kannst malen, ohne nachzudenken und hast hinterher einen tollen Fantasiebaum vor dir. Vielleicht gehst du lieber systematisch vor, beschäftigst dich mit den Wurzeln und verbindest sie in Gedanken mit deiner Kindheit, sodass der Baum chronologisch wächst, wie dein Leben bis jetzt gewachsen ist.

Ein Baum kann auch Narben haben, abgestorbene Äste. Vielleicht sind gerade daraus Nistplätze geworden? Wer könnte da wohnen? Ohne Gegenleistung stellt der Baum sich zur Verfügung, verschenkt seine Früchte und Blätter.

Möglicherweise ist dein Baum selbst bedürftig, bräuchte Dünger und Wasser – woher könnte das kommen? Könntest du selbst etwas dazu tun? Steht er denn am richtigen Platz? Im Gebirge oder im Garten? Es könnte noch ein neuer Trieb erblühen, wenn es die Umstände zulassen.

Kritisiere deinen Baum nicht, er ist so gewachsen, wie er konnte. Beim nächsten Spaziergang begegnet er dir vielleicht.

Halbmond

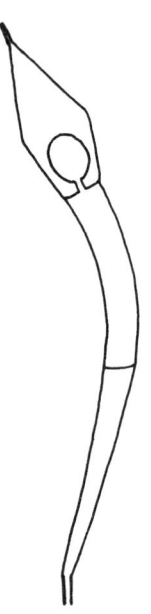

Seitwärts geneigt
spüre ich
Nachgeben und Festhalten.
Und
finde mich
in der Mitte
zwischen
Nachgeben und Festhalten.

Anleitung

Die Füße dicht nebeneinander stellen. Die Arme gestreckt heben, Handflächen gegeneinander legen, sich langziehen. Das Gesäß etwas anziehen. Mit dem Einatmen seitwärts dehnen, Kopf bleibt zwischen den Armen.
In der Mitte ausatmen.

Sich öffnen und schließen

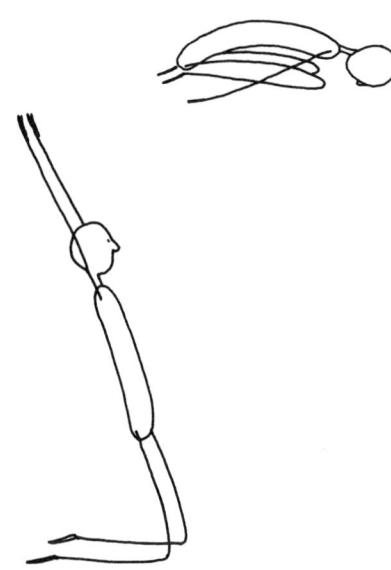

Ab und zu
schließe ich mich ab
wie ein Samenkorn
in der Erde
und warte auf neue Kraft.

Dann kann ich
wieder wachsen
aus dem Dunkel
zum Licht,
Dir entgegen.

Anleitung

In den Kniestand gehen, Gesäß etwas anspannen, die
Arme nach oben strecken, einatmen. Mit dem Ausatem
auf den Fersen absetzen, Hände zu den Füßen, Oberkörper ablegen: Oberkörper liegt auf den Oberschenkeln
auf, Stirn auf dem Boden. (Eventuell eine Handtuchrolle
unter den Spann legen.)

Schulterstand

Manchmal
brauche ich
neue Perspektiven.

Manchmal
drehst Du
mich um.

So
kehre ich um
zu Dir.

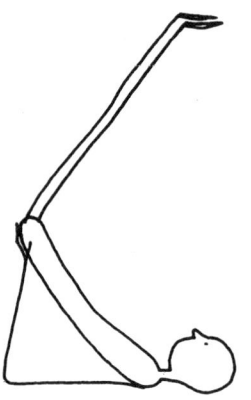

Anleitung

In der Rückenlage Beine anziehen, Knie zum Kopf
ziehen, sich einrollen, Hände an den Beckenkamm
setzen, Ellbogen möglichst nah beieinander. Dann
die Beine nach oben strecken, Atem fließen lassen.

3. TEIL: STILLE

BEMERKUNGEN ZUM ÜBEN

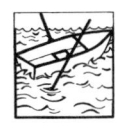

Da dies kein ausgesprochener Meditationskurs sein soll, sei nur kurz das Wichtigste gesagt. Sitzen in aufgerichteter Haltung ist per se bereits eine Körperübung. Wir können allerdings versuchen, so anstrengungslos wie möglich zu sitzen. Dazu gehört eine doch einigermaßen entwickelte Körpermuskulatur, die unseren Rücken stützt, so wie sie durch die Asanas vorbereitet wird.

Die bequemste Art zu sitzen ist auf dem Boden, wobei beide Knie und das Gesäß die Unterlage berühren sollen. Dazu ist entweder ein festes Kissen notwendig, wenn man im Schneidersitz sitzen will, oder ein Holzbänkchen, wenn man den Fersensitz bevorzugt. Wer sich mit einem Stuhl behelfen muss, sollte möglichst die Knie unterhalb des Beckens platzieren und die Fußsohlen flach aufstellen.

Am leichtesten fällt es, die Wirbelsäule gerade aufzurichten, indem man das Gefühl entwickelt, die einzelnen Wirbel aufeinander zu stapeln, wie einen Turm aus Bauklötzen. Der Scheitel zieht nach oben, das Kinn neigt sich leicht dem Brustkorb zu. Die Schultern sinken nach hinten und unten, die Hände liegen wie eine Schale ineinander, die linke Hand in der rechten, die Daumen bilden eine Linie.

Die Augen können geöffnet oder geschlossen sein: Leicht geöffnete Augen verhindern eher das Eindösen und dienen der besseren Konzentration, doch mit geschlossenen Augen können viele Menschen schneller abschalten. Auf jeden Fall sollte das Gesicht durch ein inneres Lächeln entspannt sein, sodass schon von daher der Atem ungehindert fließen kann.

Die Dauer des Sitzens sollte niemand abschrecken, also wähle man anfangs die Zeit so kurz wie möglich. Fünf Minuten sind zum Schnuppern gerade kurz, aber auch lang genug. Zehn Minuten haben sich als realistische Durchschnittszeit für das Sitzen in der Yoga-Stunde eingependelt, dafür kann bestimmt noch ein Eckchen im Tagesablauf eingeplant werden. Wer mehr will, wird dies von selbst suchen – wer nur fünf Minuten hat, sollte sie unbedingt nutzen!

Die folgende Meditation lässt sich übrigens auch ohne besonderen Sitz in allen Situationen üben.

1. DAS RAD DER MEDITATION

Hinführung

Die Vorstellung eines Rades impliziert Dynamik, und genauso wird die Meditation trotz des statischen Äußeren innerlich voller Dynamik sein. Die Nabe dieses Rades, um die herum es sich wieder und wieder dreht, ist die wohl wollende Achtsamkeit, die alles verkrampfte Streben korrigiert und verhindert. Im Meditations-Rad erfährt man eine ähnlich befreiende Bewegung wie beim Lächeln: Durch Loslassen gewinnt man Abstand und schließlich Klarheit, um sich selbst und sein Leben anzunehmen. So verstanden »rollt« bzw. bewegt das Meditations-Rad den Übenden immer näher auf Gott zu.

Die Nahtstelle zwischen Gott und Mensch, seinem Geschöpf, ist ja dort, wo der Mensch sich so, wie er ist, als gut, wertvoll und liebenswert erfährt. Da, wo jemand zutiefst spürt, dass er genau so, wie er ist, gewollt ist – da kann er auch das Wohlwollen seines Schöpfers akzeptieren und ängstliche Sorgen loslassen. In diesem Moment geschieht Erlösung: Erlösung von überflüssigen Bedenken, Schuldgefühlen, Selbstabwertung oder Ängsten und damit ein Zulassen und Sich-Einlassen auf eine Liebe, die die eigenen Unzulänglichkeiten einschließt und unser Trauerkleid verwandelt (vgl. Ps 30,12).

Das Rad der Meditation löst einen Prozess aus, der uns immer tiefer zu uns selber führt. Es kann unser Leben reicher machen und uns Vertrauen in unsere eigene Entwicklung schenken.

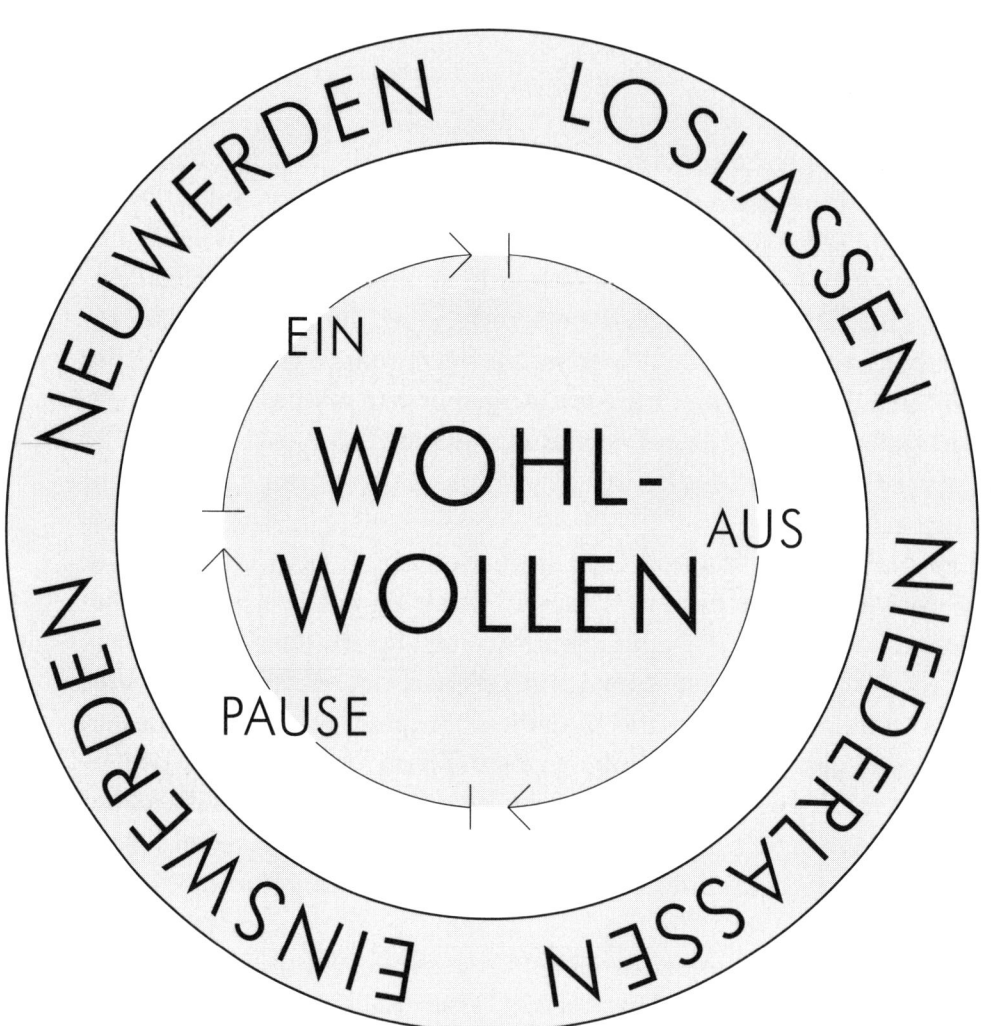

Einstieg ins Rad

Der Einstieg beginnt über den Atem, denn der Atem ist der Antrieb des Rades. Anhand des Bildes lässt sich der Vorgang leicht verdeutlichen: Beim Einatmen bewegt sich das Rad aus der Ruhestellung nach oben, beim Ausatmen rollt es nach vorne unten. In den nächsten Minuten wird diesem Ablauf nachgespürt.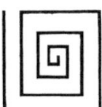
Die Teilnehmer einer Gruppe sitzen im Kreis, das Licht sollte gedämpft, die Atmosphäre im Raum schon ruhig geworden sein. Der Leiter lädt dazu ein, einige Male den Atem zu spüren und dabei die anfängliche Störung des Atemrhythmus durch die Beobachtung gelassen wahrzunehmen.
Nach etwa zwei Minuten regt er an, den Einatem mit dem Wort »neu werden«, den Ausatem mit »loslassen« zu begleiten. Er kann den Vorgang einige Male laut wiederholen: »einatmend – neu werden, ausatmend – loslassen ...«. Die folgende Stille sollte dann etwa fünf Minuten dauern.
Um den zeitlichen Rahmen abzustecken, ist es hilfreich, eine Klangschale zu benutzen, um nicht durch vorzeitiges Sprechen etwas zu zerstören, was noch nachwirken muss. Die Teilnehmer wenden sich, während der Ton der angeschlagenen Schale verklingt (oder auch erst später im eigenen Rhythmus), wieder der Gruppe zu.

Ein kurzes Gespräch sollte sich jetzt anschließen, in dem der Leiter die ersten Erfahrungen aufgreift und wenn nötig korrigiert. Wie haben die Übenden den Atem empfunden? Es kommt vor, dass die Bewegung des Rades nicht gespürt wird, dass es seitwärts oder rückwärts läuft, oder dass es ganz vergessen wird, weil andere Gedanken faszinierender waren. Jeder Teilnehmer sollte darum kurz sagen, was er in der kleinen Meditation erlebt hat.
Die Selbstwahrnehmung ist immer richtig und nie zu kritisieren –

doch sollte das Rad im Zusammenhang mit dem Atem nun noch einmal besprochen werden. Mit dem Wort »loslassen« in Verbindung mit dem Ausatem wird eine Bewegung nach unten, weg vom Kopf, tiefer in die Leibmitte bis zum Beckenboden, gedacht. Aus dem Beckenboden wächst mit dem Einatem der Begriff »neu werden« gleichsam durch den Rücken nach oben bis zur Schädeldecke oder sogar ein wenig darüber.

Es kommt vor, dass diese Bewegung wie ein Kolben empfunden wird, der auf der Stelle zwischen oben und unten pendelt, dabei aber nicht vorankommt. Das Rad dagegen bringt die Entwicklung mit sich. So ist die erste Begegnung mit dem Rad der Meditation von seinem dynamischen Aspekt geprägt. Eindrücklich zeigt sich hier, dass das Leben im Atemrhythmus voranschreitet. Schnelles Atmen treibt das Rad so sehr an, dass einem schwindelt. Der langsame Atem harmonisiert die geistigen Bewegungen mit dem Körper, sodass sich Verspannungen lösen können.

Jeder Atemzug, d.h. jede Umdrehung des Meditations-Rades, symbolisiert meine Lebensgeschichte: Immer wieder »neu werden« und das Neugewordene immer wieder »loslassen«.

Die Lotusblüte

Die Übung kann im Stehen oder Sitzen ausgeführt werden. Die Hände liegen mit den Handflächen so gegeneinander vor dem Brustkorb, dass die Unterarme parallel zum Boden gehalten werden. Dabei liegen die beiden Daumen in der kleinen Vertiefung unterhalb des Brustbeins. In dieser Stellung gleichen sie einem Samenkorn im Boden.

Mit dem Einatem wächst dieser Samen aus sich heraus, d.h. die immer noch geschlossenen Hände werden senkrecht über den Brustkorb nach oben über den Kopf geführt. Dort öffnet sich in der kleinen Pause nach dem Einatmen die Knospe der Lotusblüte, indem die Handflächen sich voneinander lösen und die Hände nur noch mit den Gelenken aneinander liegen. Der Prozess des Neuwerdens geht an dieser Stelle über ins Loslassen:

Während des Ausatmens öffnet sich die Blüte in ihrer ganzen Schönheit, die Hände lösen sich voneinander, die Arme formen einen großen Blütenkelch, sinken weit über die Seiten nach unten, als würden die Blütenblätter sich lösen und abfallen – nur um sich am Ende des Ausatems erneut zum Samenkorn zusammenzulegen. Das Wachstum beginnt von vorne.

Das Gesetz des Lebens in Raum und Zeit kann nicht besser verdeutlicht werden. Immer und immer wieder wird der Mensch neu, findet neue Rollen, muss alte verlassen. Ganz deutlich wird das beispielsweise zu Beginn eines jeden Lebens, wenn nach neun Monaten neuen Werdens Mutter und Kind einander loslassen, die schwangere Frau zur Mutter wird, das Neugeborene selbstständig weiterlebt.

Ein Trost liegt in jedem Atemzug: Was auch immer ich loslasse, loslassen muss, etwas Neues wird – wenn auch vielleicht in einem schmerzlichen Prozess – ganz von allein erwachsen. Die Lotusblüte ist ein Symbol dafür.

Sich niederlassen

In jedem Atemzug liegt neben der Dynamik die Ruhe, die als Atempause zwischen Aus- und Einatem am leichtesten zu spüren ist. Diese Atempause entsteht nach einigen Minuten stillen Sitzens ganz von allein. Der Atem verlangsamt sich, d.h. Ein- und Ausatem

beruhigen sich und führen allmählich zu kleinen, entspannten Atempausen.

Es wurde bereits davon gesprochen, dass beim Ausatmen der begleitende Gedanke »loslassen« heißt und die empfundene Bewegung nach unten gerichtet ist. Hat sich der Atemrhythmus verlangsamt, ist Gelegenheit, nach »loslassen« auch »mich niederlassen« zu denken. Mit diesem Gedanken entwickelt sich innerlich schon die Vorstellung, dass es möglich ist, aus dem Trubel, aus der Aktivität auszusteigen und im Sich-Niederlassen eine andere Art von Selbstwahrnehmung zu erleben.

In den Atempausen hält das Schwungrad der Meditation an, es ist also im Gleichgewicht, rollt weder vor- noch rückwärts. Die Pause nach dem Einatem wird nie besonders lang werden, der Körper sehnt sich von alleine danach, die verbrauchte Luft loszulassen. Zum längeren Stillstand kommt das Rad tatsächlich nur nach dem Ausatem. Je ruhiger der Atem fließt, je weniger Atemzüge der Meditierende braucht, desto länger wird die Atempause.

Körperlich spürt man, wie man sich im Beckenboden niederlässt, in einem Körperraum, der einem im Alltagsbewusstsein eher fern liegt. Aber gerade hier können wir in uns ein neues zu Hause finden, in dem wir uns niederlassen können, ohne irgendetwas leisten zu müssen! In diesem Raum dürfen wir uns tragen lassen, dürfen uns den Leben erhaltenden Kräften anvertrauen, die ihn erfüllen.

Während Neuwerden und Loslassen auch im Geschehenlassen noch aktive Prozesse sind, kommt im Sich-Niederlassen alles zum Stillstand. Der Atemimpuls kann gelassen abgewartet werden, er kommt ganz von allein, wenn das Atemzentrum den gesunkenen Sauerstoffgehalt des Blutes registriert. Es ist nicht nötig, sich deswegen zu sorgen oder anzustrengen. Die Atempause ist ein Schwebezustand, in dem man sich selber in sehr lebendiger Ruhe erlebt.

Während zunächst Ein- und Ausatmen im Vordergrund des Beobachtens stehen, rückt später die Atempause in den Mittelpunkt des Erlebens.

Einswerden

Das Erleben des Einswerdens definiert sich als mystischer Aspekt des Rades und, wie immer in der Mystik, fällt es schwer, hierfür die treffenden Worte zu finden.
Das Einswerden transzendiert das Gefühl des Sich-Niederlassens. Man kann es nicht machen, sondern nur erwarten – abwarten, bis das eigene Ich bereit ist, sich einem Größeren anzuvertrauen. Den Weg dahin wird man durch die innere Bewegung des Meditations-Rades geführt, die damit einhergehenden Begleiterscheinungen können vielfältig sein: Alte Erinnerungen können auftauchen und verarbeitet werden, Angst oder Trauer werden bewusst, Euphorie oder Verzückung treten auf, verschiedene körperliche Sensationen wollen immer wieder losgelassen werden.
Irgendwann beruhigt sich das Gemüt so weit, dass es sich niederlassen kann. Es findet hinter dem Strom der Gedanken zu sich selbst. Der Übende erfährt nun, nachdem sein Ich sich von Vorstellungen und Meinungen befreit hat, dass er nicht in all diesen Zeit und Raum unterliegenden Gedankengängen aufgeht, sondern dass sein Wesen erst dahinter zu finden ist.
Das Einswerden ist ein Erleben, das nicht mehr von intellektuellen Gedankengängen begleitet wird. Man erfährt sich selbst in seinem Da-Sein und So-Sein ohne darüber nachzudenken: Man vertraut sich, sein Ich, dem alles tragenden Urgrund an. Damit gibt man seine eigenen engen Begrenzungen ab und lässt sich ergreifen von dem, durch den alles geworden ist und erhalten bleibt.

Im Urgrund kommt das Rad, komme »ich« zur Ruhe, bis der Impuls zum Neuwerden zur nächsten Runde führt. Im Raum der Ruhe kann ich auftanken, was ich im Leben vielleicht gerade vermisse: Vertrauen, Zuversicht, Hoffnung, Liebe, Kraft, Mut. In meinem und unser aller Urgrund findet sich alles, was wir zum Leben brauchen. Es ist ein Raum des Heils in uns, der von nichts beeinträchtigt werden kann, in den wir uns auch in Zeiten der Not flüchten können.

Das Meditations-Rad symbolisiert den ganzen Prozess des Lebens: vom Neuwerden in der Geburt mit dem ersten Einatmen bis zum Einswerden am Ende des Lebens nach dem letzten Ausatmen.

 Anfangs ist es der Konzentration dienlich, die einzelnen Worte zu denken und sie mit der seelischen Bewegung zu verbinden. Ist dies schließlich keine Schwierigkeit mehr, werden die gedachten Worte immer mehr in den Hintergrund treten und das Erleben des inneren Vorgangs wird die gesamte Aufmerksamkeit beanspruchen. Sollte man gewahr werden, das man sich verliert, greift man immer wieder auf die geübten Begriffe zurück, bis die Konzentration zurückgewonnen ist.

Haben Sie in einer Gruppe geübt, sollte über die Meditation nur behutsam gesprochen werden. Zum einen darf auf keinen Fall etwas zerredet, zum anderen aber auch nicht herbeigeredet werden. Begriffe, die eine Wertung implizieren (»schon so weit« oder »noch nicht so weit sein«) sollten vermieden werden. Das Gespräch dient einzig dem besseren Verstehen der inneren Vorgänge, und zwar primär dem Teilnehmer, der bereit ist, von sich zu erzählen, sekundär den anderen, die sich nur bemühen, den, der erzählt, zu verstehen – nicht zu verbessern!

Hände

Meine Hände
kommen zur Ruhe:
geschlossen!
Meine Kraft
bleibt in mir,
ich erhole mich –
hole mich ein.

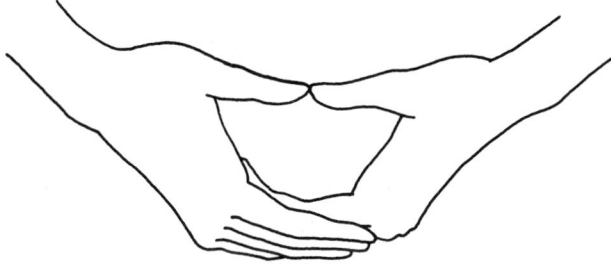

Anleitung
Die linke Hand liegt in der rechten, die Daumen
berühren einander, beide Hände in Höhe des
Bauchnabels.

Lotusblüte

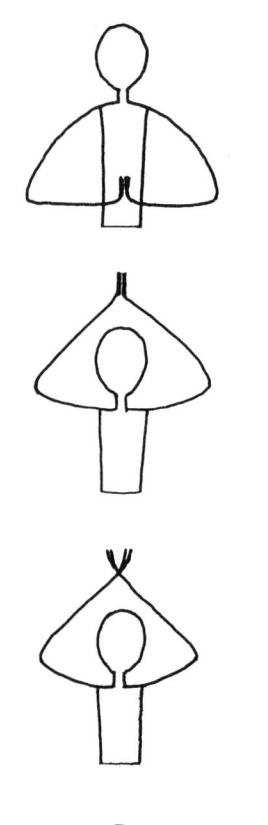

In mir schlummern Talente.
Meine Hände halten sie
fest.
Wenn ich wäre,
wie Du mich gedacht hast,
könnten sie blühen. –
Meine Hände wachsen
nach oben,
formen eine Knospe,
öffnen sich zur Lotusblüte –
weit,
verblühen,
legen sich erneut
zusammen, zu Samen,
wachsen nach oben ...

Sitzen

Nur sitzen genügt –
nichts leisten,
nichts wollen,
nichts wissen –
nur atmen,
nur da sein,
nur lächeln ...

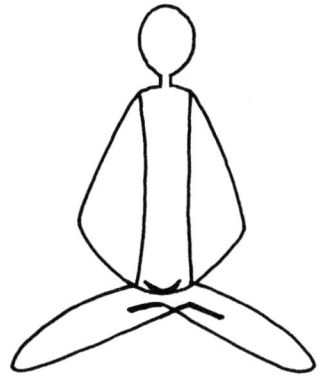

Anleitung
Die Füße können voreinander liegen; ein Fuß kann
auf dem Boden, der andere zwischen Wade und Oberschenkel des zweiten Beins liegen, oder man legt
den Spann des einen Fußes auf den Oberschenkel
des anderen angewinkelten Beins.

2. SCHLUSSENTSPANNUNG

Hinführung

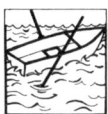 Immer wieder sagen mir die Teilnehmer meiner Yoga-Stunden, dass sie besonders gern wegen der Schlussentspannung kämen. Diese Aussage zeigt den großen Bedarf an effektiven Methoden zur Entspannung. Öfters höre ich auch, die bewusste Entspannung sei besser als ein paar Stunden Schlaf, hinterher fühle man sich frisch und kräftig.

Ganz besonders hilfreich ist es, sich von einer angenehmen Stimme in die Entspannung führen zu lassen, die es den Teilnehmern abnimmt, selber durch den Körper spüren zu müssen, und deren Anleitung sie sich anvertrauen können.

Im folgenden Kapitel gebe ich die Anleitung wieder, wie ich sie normalerweise spreche und hoffe, dass Sie jemanden finden, der sie Ihnen vorliest. Sie können sie auch für sich selbst auf Band sprechen, vielleicht ergänzt um das, was Ihnen noch fehlt.

Wenn man lernt, sich bewusst zu entspannen, passiert es oft, dass man einfach einschläft. Der Körper entspannt sich nämlich normalerweise nur kurz vor dem Einschlafen, und wenn er nun bei der Entspannung die entsprechenden Signale empfängt, schläft er wie üblich ein. Es dauert nicht allzu lange, bis man gelernt hat, auch im Wachzustand entspannen zu können.

Entspannung und Vertrauen hängen ganz eng zusammen, darum ist es für viele Menschen so schwierig, sich wirklich einmal zu entspannen, loslassen zu können. Sie brauchen die Kontrolle über die Situation und fürchten vor allem anderen den Kontrollverlust. Solche Menschen werden ihre Augen lieber offen halten und womöglich auch lieber im Sitzen auf einem Stuhl entspannen, als auf dem

Boden zu liegen. Je öfter sie die Erfahrung machen, dass sie nicht bedrängt werden, dass sie akzeptiert werden mit dieser Angst, desto eher werden sie von selbst Vertrauen entwickeln und eines Tages bei den anderen auf dem Boden liegen können.

Im Laufe der Jahre entwickelt jeder Lehrer durch Wortwahl und Vorlieben seine besondere Art, eine Entspannung zu vermitteln. Für mich war im Yoga von Anfang an der Atem das maßgebende Element und ist es schließlich auch in der Entspannung geworden.

Der Atem verbindet unseren Geist mit dem Körper, der Atem sagt uns, wie es uns gerade geht: Sind wir kurzatmig und nervös? Ist der Atem ausgeglichen und wir selbst entsprechend im Gleichgewicht? Nach einer Anspannung kann ein Seufzen oder ein Aufatmen zurück zum ruhigeren Atmen führen. Gleichzeitig lösen sich Verspannungen und die Seele bewegt sich in ihre Mitte zurück.

Über den Atem können wir heil werden, z.B. indem wir uns vorstellen, ihn zu einer kranken Körperstelle zu lenken, um die dort fühlbare Beeinträchtigung allmählich aufzulösen oder zu erleichtern. Heil erwächst uns aber auch durch die Tatsache, dass der Atem uns aus unserer Isolation befreit, wie wir es weiter oben bereits beschrieben haben. Spirituell gesehen, verbindet uns der Atem mit unserem Schöpfer, dem Urgrund. Rein physikalisch tauschen wir die Luft mit unseren Mitmenschen aus. Der Atem verbindet letztlich mit allen Lebewesen und wir dürfen uns als ein Glied in der Kette dieses großen Kreislaufs fühlen.

Im Yoga spricht man außerdem vom Prana, der kosmischen Lebenskraft, die mit der Luft aufgenommen wird. Prana fließt als Lebensenergie durch unseren Körper, vitalisiert seine Funktionen – ähnlich wie sich der westliche Mensch die Aufgabe des Sauerstoffs vorstellt. Welche Vorstellung auch immer man bevorzugt, deutlich wird, dass man über den Atem Kraft tanken kann, und dies natürlich ganz besonders effektiv in der Entspannung.

Im Folgenden werden die einzelnen Abschnitte der Entspannung jeweils in einem eigenen Kapitel, in einer Abfolge, die sich immer wieder bewährt hat, dargestellt. Vor dem Einschlafen mag auch nur ein einziges Kapitel genügen, um Ruhe zu finden.

Sich zurechtlegen

 Im Yoga bevorzugt man eine harte Unterlage, um genauer das Lösen der Muskeln spüren zu können. Ist man dann wirklich entspannt, stört der erst als unbequem empfundene Boden nicht mehr. Selbstverständlich liegen wir dabei auf einer Matte oder einer Decke, sodass wir nicht auskühlen.
Sollte jemand Schmerzen im Rücken haben, stellt man zur Entlastung einen Stuhl unter die Unterschenkel. Wichtig für die Durchblutung des Kopfes ist der gestreckte Nacken. Mancher braucht deswegen zur Unterstützung ein kleines Polster, z.B. ein gefaltetes Handtuch, unter dem Hinterkopf. Enge Gürtel oder Knöpfe bitte öffnen und störende Falten in der Kleidung glatt ziehen. Anschließend gehen wir mit einigen wenigen lösenden Bewegungen durch den Körper, wobei wir mit den Füßen beginnen.

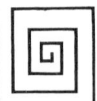 Versuchen wir zuerst, die Füße allein durch Konzentration mit unserem Gefühl zu erreichen. Bewegen wir dann die Zehen – einkrallen und spreizen -, um unser Gefühl zu überprüfen. Die Bewegung der Zehen tut dem ganzen Fuß gut! Lassen wir dann die Bewegung ausklingen und versuchen den ganzen Fuß zu spüren.
Wir legen jetzt die beiden großen Zehen gegeneinander, die Fersen haben etwas Abstand, sodass zwischen den Füßen ein Dreieck entsteht, und beginnen, die Zehen und Fußballen fester und fester zusammenzudrücken – bis die Spannung durch die Beine in den

Beckenboden steigt. Noch einen Moment die Spannung bewusst halten, dann mit einem Schwung die Zehen auseinander fallen lassen, sodass die Füße auf den Außenkanten zur Ruhe kommen – je nach Erfolg noch einmal wiederholen.

Nun spüren wir das Gesäß, ziehen es ganz fest zusammen, sodass sich das Becken etwas vom Boden abhebt, halten die Spannung einen Augenblick – und lösen dann bewusst und langsam die Muskeln, sodass wir in unser Gesäß hineinsinken wie in ein weiches Kissen.

Wir wandern mit der Aufmerksamkeit die Wirbelsäule entlang zum Schultergürtel und drücken dann beide Schultern fest auf den Boden. Der Rücken gerät dabei in eine leichte Wölbung, der Brustkorb dehnt sich, der Atem kann etwas stocken. Mit dem Loslassen fließt der Atem sofort wieder tiefer, wir spüren die Entspannung bis ins Becken.

Als Gegenbewegung schmiegen wir nun den ganzen Rücken kräftig an den Boden, merken wieder, dass der Atem dabei kürzer wird – und nehmen im Loslassen wahr, wie er sich augenblicklich vertieft.

Wenn möglich drehen wir die Arme so, dass die Handrücken auf dem Boden liegen, denn in dieser Position kommen die Schulterblätter flacher zu liegen und der Brustkorb ist dadurch offener für den Atem. Sollte diese Haltung zu unbequem sein, dreht man die Handflächen nach unten und winkelt die Arme leicht an.

Jetzt wird noch einmal das Kinn zur Brust gezogen, um den Nacken zu strecken. Damit ist der kurze Durchgang durch den Körper beendet. Anschließend tun wir so, als wollten wir den Kopf abheben, lösen die Anspannung und lassen den schweren Kopf tragen.

Gedanken ordnen

 Wenn auch der Körper relativ entspannt ist, so beeinträchtigen uns doch weiterhin unsere flinken Gedanken, die keine Ruhe geben wollen. Da ist es zunächst einmal wichtig, sich ganz klarzumachen, dass unsere Gedanken kein Eigenleben haben, sondern dass wir selber über ihre Existenz entscheiden. Ohne uns gäbe es all diese Gedanken nicht.

Da sie nun aber einmal in unserem Kopf herumschwirren und sich auch durch diese wichtige Einsicht nicht sofort eliminieren lassen, versuchen wir wenigstens, sie zu ordnen.

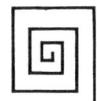 Dafür gibt es verschiedene Möglichkeiten. Ganz einfach ist es, sich eine innere Liste der auftauchenden Gedanken zu machen, um sie in ein Schema einzuordnen: z.B. angenehme und unangenehme Gedanken, Gedanken um Vergangenes und Zukünftiges, efreuliche und unerfreuliche Gedanken oder auch Fantasie und Realität.

Vielleicht tauchen auf einmal gar keine Gedanken mehr auf, wenn man diese Aufgabe gestellt bekommt, dann kann auch das angenehm oder unangenehm sein. Taucht nur ein einziger Gedanke auf, so hat er sicher verschiedene Aspekte; kommt es zu einer Gedankenflut, wird man auch diese einordnen können.

Was auch immer in unserem Kopf vor sich gegangen ist, irgendwie haben wir es einsortiert und damit ein kleines Stückchen Klarheit gewonnen. Versuchen wir nun, die Liste noch einmal zu überblicken und legen sie dann auf die Seite, um sie für die nächsten Minuten nicht mehr zu beachten. Stattdessen konzentrieren wir uns nun ganz auf uns selbst.

Die wirklich wichtigen Gedanken greifen wir später wieder auf, sie warten garantiert auf uns.

Über den Atem lösen

Damit unsere Gedanken sich mit etwas beschäftigen können, geben wir ihnen ein Konzentrationsobjekt: unseren Atem. Versuchen wir im Folgenden den Weg unseres Atems spürend zu begleiten.

Beginnen wir damit an unserer Nasenspitze bzw. schon vor der Nasenspitze. Spüren wir, wie die Luft sich der Nase nähert, ihr entgegenkommt, und wie sie als Atem die Nase verlässt und wie wir ihr noch ein wenig in den Raum hinein nachspüren können. Nehmen wir wahr, dass dies ganz von alleine und ohne Anstrengung geschieht.

Machen wir uns dann unsere Nasenöffnungen bewusst, die dem Atem immer offen stehen, und lassen in uns ein Bild von diesen beiden kleinen Toren entstehen.

Folgen wir dem Atem weiter und merken, wie er sanft durch unsere Nase streicht, ein und aus, immer wieder, ruhig und gleichmäßig. Nehmen wir wahr, dass der Atem uns von innen streichelt und entspannen dabei die Augen, damit sie satt und zufrieden in ihren Höhlen ruhen.

Lassen wir die Augenlider schwer werden, sodass sie sich wie samtene Vorhänge über die Augen senken und es angenehm dunkel wird. Entspannen wir die Muskeln auf der Nasenwurzel, wobei die Augenbrauen auseinander gleiten und die Atmosphäre hinter der Stirne heller und klarer wird.

Kehren wir zurück zum Atem und spüren nun, wie er durch den Rachenraum und die Mundhöhle fließt. Dabei lösen wir die Zunge, sodass sie locker im Mund liegt, lassen unsere Wangen und Ohren hängen und entspannen den Unterkiefer, sodass die Zähne nicht mehr aufeinander beißen. Vielleicht gelingt uns ein inneres Lächeln, mit dem wir unseren Kopf von innen her entspannen können, sodass die Atmosphäre im Kopf ruhig und freundlich wird.

Nehmen wir jetzt die Atembewegung in der Luftröhre wahr, kühl ein und warm aus, ohne Anstrengung, wie ein samtenes Streicheln, ruhig und gleichmäßig.

Und spüren wir den Übergang des Atems in den Brustkorb, wobei sich der Schultergürtel hebt und senkt. Wir konzentrieren uns auf die Atembewegung der Schultern und versuchen diese mit jedem Ausatem tiefer auf den Boden sinken zu lassen. Mit jedem Ausatem lösen wir die Spannungen, lassen los, was wir sonst vermeintlich auf unseren Schultern tragen müssen. Vielleicht bekommen wir sogar das Gefühl, unsere Schultern würden etwas in den Boden hineinsinken.

Je tiefer wir unsere Schultern sinken lassen, desto mehr öffnet sich gleichzeitig unser Brustkorb. Öffnet sich für den neuen Atem, für frischen Sauerstoff, für die Energie, die wir damit aufnehmen und für all unsere Möglichkeiten, die uns trotz Belastungen und Sorgen jederzeit offen stehen – wenn wir loslassen können. Je mehr Altlasten wir loslassen, desto mehr löst sich der Schultergürtel und wir werden bereit, neue Kraft aufzunehmen und in den ganzen Körper fließen zu lassen.

Wir können spüren, wie jeder neue Atemzug den Brustkorb weitet, wie die Rippen sich dehnen beim Einatmen und zusammensinken beim Ausatmen.

Ruhig und harmonisch kommt und geht der Atem, ganz von allein, sodass wir ein Gefühl dafür bekommen, wie der Atem uns bewegt – und nicht wir den Atem. Wir brauchen den Atem nur zuzulassen, dann geschieht er uns, ohne dass wir uns bemühen müssten.

Wenn wir dies wahrnehmen können, entspannt sich schließlich auch unsere Bauchdecke und lässt sich vom Atem mit bewegen: heben und senken, ruhig und gleichmäßig, immer wieder, ohne Anstrengung.

Der Atem kommt und geht wie die Wellen am Strand, fließt bis zum Beckenboden und wieder zurück. Wer will, kann sich vorstellen, dass er sich vom Atem wiegen lässt, vielleicht mit dem Bild eines Sees, auf dem man mit einer Luftmatratze treibt und sich immer mit dem Einatem auf den Wellenkamm heben lässt und mit dem Ausatem ins Wellental sinkt. Die Sonne scheint einem auf den Bauch, ein kühler Wind streicht über die Stirn und die ganze Umgebung ist ruhig und friedlich ...

Zurückkommen

Allmählich geben wir diese Vorstellung wieder auf und spüren den harten und festen Boden wie einen Gegensatz unter uns.
Wir stellen uns innerlich darauf ein, dass wir wieder aktiv werden, gleich aufstehen werden und weiter in den Tag gehen. Wir vertiefen unseren Einatem, bis wir aufatmen oder gähnen können.
Dann spüren wir Beine und Füße und drücken beide Fersen fest in den Boden, bis sich die untere Körperhälfte anspannt und fest anfühlt – und geben wieder nach. Jetzt spüren wir die obere Körperhälfte, die Arme und Hände und drücken beide Hände fest auf den Boden, bis die Anspannung den ganzen Oberkörper erreicht – und geben nach. Wir rollen den Kopf weich nach rechts und links und öffnen dabei die Augen.
Jeder räkelt und streckt sich noch etwas, so wie es gut tut, rollt dann ganz herum auf eine Seite und stützt sich mit den Armen wieder zum Sitzen auf.
Manchmal tut es gut, nun Schultern, Arme und Beine mir der lockeren Faust abzuklopfen, um mittels dieser kleinen Klopfmassage den Körper noch deutlicher zu spüren und schlafende Energien aufzuwecken.

Nebenbei ergibt sich oft von selbst ein Gespräch über das in der Entspannung Wahrgenommene. Wie immer ist auch diesmal die Selbstreflexion der einzelnen Teilnehmer zu unterstützen und nicht zu kritisieren. Nur so lässt sich Heil bewirken: durch liebevolle Akzeptanz, von der sich jeder Teilnehmer angenommen weiß und so immer mehr wagen kann, sich selbst angstfrei zu zeigen. Gerade nach der Entspannung sind Menschen dafür empfänglich.

Vor- und Rückbeuge

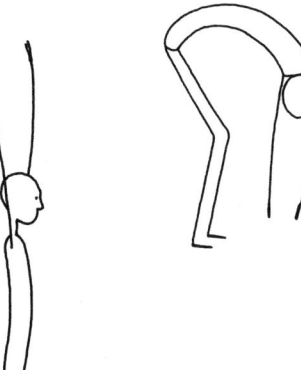

Ich beuge mich
vor Dir
lasse mich los und
fühle mich gehalten
bis
sich mein Körper
von allein
aufrichtet
und meine Arme sich
Deinem Segen
öffnen.

Anleitung

In der Vorbeuge Knie leicht anwinkeln, Arme und
Kopf hängen lassen. Zum Aufrichten Rücken langsam
aufrollen, Gesäß im Stand zusammenziehen, sich
zum Himmel öffnen.

Heuschrecke

Ab und zu will ich
anders
sein.
Neue Seiten an mir
entdecken,
die Stellung wechseln
und mich dann
darin
wiederfinden.

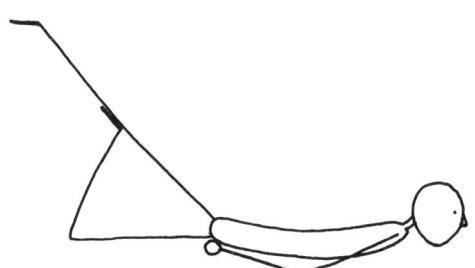

Anleitung

Das Kinn in der Bauchlage aufsetzen. Die flachen Fäuste
als Polster unter die Leisten legen. Ein Bein anwinkeln,
das Knie des anderen Beins in die Fußsohle des angewinkelten Beins ablegen.

Fersensitz

Hingabe –
nichts mehr
zurückhalten –
mit der Erde
verschmelzen.
Weich werden
nachgeben ...
bis Mutter Erde
mich erfrischt entlässt.

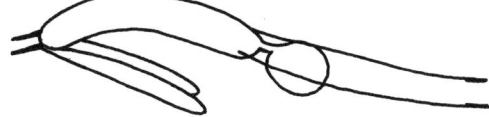

Anleitung
Wenn nötig, eine (Handtuch-)Rolle unter den
Fußspann legen, die Stirn ablegen, die Achselhöhlen
sinken lassen.

SCHLUSSBEMERKUNG

Der Weg zum Heil ist ein Reifeprozess, der nicht von heute auf morgen geschehen kann. Aber es gibt doch immer wieder kleine Fortschritte mit oft großer Auswirkung, etwa dass wir eine Störung gelassener ertragen können als früher oder dass wir ab und zu unseren Atem spüren und uns mit seiner Hilfe wiederfinden und beruhigen können. All dies sind unsere Schritte auf dem Weg des Vertrauens.

So lange wir leben, wird unser Vertrauen immer wieder enttäuscht werden, das liegt schon alleine daran, dass sich in Zeit und Raum, in denen wir leben, die Dinge manchmal anders entwickeln, als es beabsichtigt war. Aber genau da kann sich unser Vertrauen bewähren, indem wir »trotzdem« weitermachen und uns nicht entmutigen lassen; uns nicht mit den herrschenden Verhältnissen abfinden, sondern unserem Weg weiter folgen; uns nicht verbiegen lassen, statt uns anzupassen bis zur Selbstaufgabe, um akzeptiert zu werden, dabei aber in Wirklichkeit innerlich isoliert bleiben, weil wir uns nicht trauen, uns so zu zeigen, wie wir sind.

Heil erwächst uns, wenn wir unsere Isolation beenden, unsere Mauern einreißen und Kontakt zu unserem Selbst, zu unserem Schöpfer und zu unseren Mitgeschöpfen aufnehmen, unsere Ängste loslassen im Vertrauen darauf, dass dann alles neu werden kann. Ich wünsche Ihnen in diesem Sinne Heil an Leib und Seele.

Helga Robeck-Krauß

Literaturhinweise

Uschi Brunner/Ruth Hanewald, Yoga und Ayurveda, Düsseldorf 1994

Anselm Grün, Tu dir doch nicht selber weh, Mainz ³1998

Anneliese Harf, Yoga – Weg zur Harmonie, Niedernhausen/Ts. 1989

Peter Knauer, Unseren Glauben verstehen, Würzburg ³1988

Hilda Maria Lander/Maria-Regina Zohner, Meditatives Tanzen, Stuttgart 1990

BorisTatzky/Anna Trökes/Jutta Pinter-Neise, Theorie und Praxis des Hatha-Yoga, Petersberg 1995

Thich Nhat Hanh, Schritte der Achtsamkeit, Freiburg 1998

Rolf Stehlin, Körperspiritualität. Ein Übungsweg, München 1998

Pierre Stutz, Alltagsrituale. Wege zur inneren Quelle, München ⁶2000

Pierre Stutz, Heilende Momente. Gebärden – Rituale – Gebete, München ²2000

Klemens Tilmann, Übungsbuch zur Meditation, Zürich ³1976

Swami Vivekananda, Raja-Yoga, Freiburg ⁷1983

Quellenverzeichnis

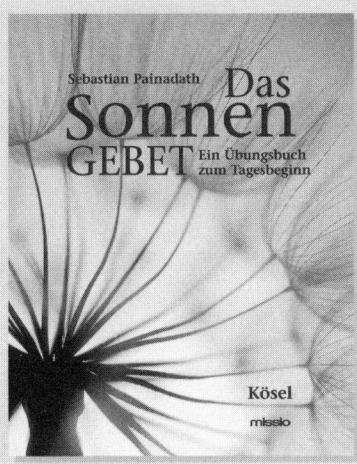
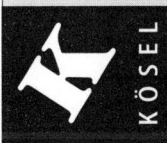

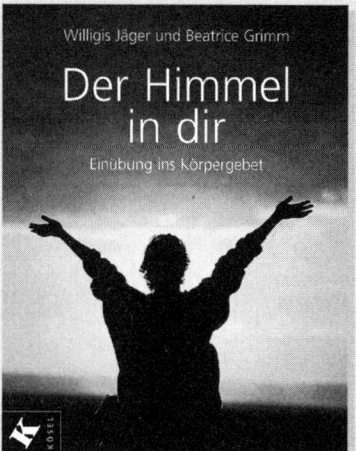
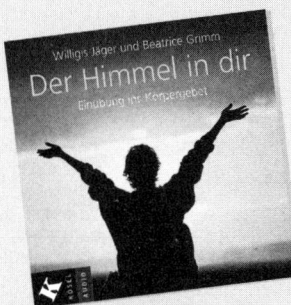

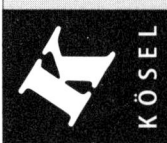